Silke Meinhardt

Mein schönes Leben mit Epilepsie

Ein Ratgeber für Betroffene und Angehörige

ersa Verlag

Mein schönes Leben mit Epilepsie

Ein Ratgeber für Betroffene und Angehörige

Silke Meinhardt

Taschenbuchausgabe April 2016
2.erweiterte Auflage 2016
ersa Verlag
www.ersa-verlag.de
ISBN 978-3-944523-14-9

Umschlaggestaltung: ersa Verlag
Umschlagfoto: © Konstiantyn - Fotolia.com, © Anna Omelchenko - Fotolia.com
Urheber Fotos: © Konstiantyn - Fotolia.com, © Anna Omelchenko - Fotolia.com
Herstellung: SOL Service GmbH Schrobenhausen,
Printed in Germany

ersa Verlag UG (haftungsbeschränkt)
Gagzow, Dorfstr.15, 23974 Krusenhagen/Germany

Inhaltsverzeichnis

Vorwort

Die meisten Menschen haben keine richtige Vorstellung davon, was Epilepsie eigentlich ist. Das Wenige in der Öffentlichkeit bekannte, beschränkt sich weitestgehend darauf, dass es durch die Erkrankung zu epileptischen Anfällen kommt. Und wer mit der Epilepsie noch nie in Berührung gekommen ist, stellt sich vor, dass »diese Betroffenen immer wieder in stundenlange Anfälle verfallen und während dieser Zeit möglicherweise nicht zurechnungsfähig sind. Man stellt sich vor, wie diese Menschen völlig verkrampfen, die Augen verdrehen und Blut aus dem Mund herausläuft, weil sie sich durch den Anfall auf die Zunge gebissen haben. Man hält die Epilepsie für etwas ganz Seltsames und Seltenes, ja sogar als etwas Angsteinflössendes.« Wie wenig dieses Bild jedoch mit der Realität übereinstimmt, werden Sie in diesem Buch erfahren. Aber auch noch viele weitere Dinge, die wichtig sind, um die Epilepsie in ihrer Gesamtheit zu verstehen. Und Sie werden erkennen, dass all diese Menschen in den Phasen zwischen den meistens nur wenige Minuten andauernden Anfällen ein fast völlig normales Leben führen.

In Deutschland leben derzeit weit über 500.000 Menschen mit Epilepsie. Die Inzidenz, d. h. die Zahl der jährlichen Neuerkrankungen, liegt für Deutschland bei ca. 30.000 Menschen pro Jahr. Aus Angst vor Vorurteilen, sozialer Ausgrenzung und Diffamierungen gehen viele von ihnen allerdings nicht offen mit der Krankheit um. Nach Möglichkeit versuchen sie, ihre Epilepsie zu verheimlichen und ihren Mitmenschen nichts von ihrer Erkrankung zu erzählen.

Doch nicht immer gelingt dies, denn Anfälle lassen sich in vielen Fällen nicht verheimlichen. Und je verschwiegener man mit seiner Krankheit umgeht, desto schwieriger wird es, ein ‚normales Leben' zu führen und desto mehr gesundheitlichen Gefahren setzt man sich im Alltag aus. Denn wenn ein Anfall eintritt, und die Mitmenschen nicht über die Erkrankung informiert sind, können diese im Notfall nicht adäquat helfen, obwohl sie es gerne tun würden.

Dennoch, dieses Risiko gehen viele Betroffene unter Anbetracht der Tatsache ein, dass sie aufgrund der Epilepsie in unserer modernen und eigentlich aufgeklärten Gesellschaft noch immer stark benachteiligt werden – sei es in der Schule, am Arbeitsplatz oder auch im Privatleben. Diese täglichen Auseinandersetzungen bedeuten für die Epilepsie-Kranken und ihre Angehörigen weitere Aufreibungen, mit denen sie sich immer wieder aufs Neue auseinanderzusetzen haben. Dabei sind Menschen mit einer Epilepsie vieles – aber sie sind weder faul noch dumm, und eine Epilepsie lässt auch keine Rückschlüsse auf die Intelligenz einer Person zu. Epilepsie hat absolut gar nichts mit Intelligenz zu tun. Hochintelligente Menschen können genauso betroffen sein wie Mitmenschen mit geringerer Intelligenz. Und entgegen der vorherrschenden Meinung können Menschen mit Epilepsie trotz ihrer Erkrankung meistens ein fast ganz ‚normales Leben' führen.

Trotzdem verändert eine Epilepsie viele Leben, nicht nur das der Betroffenen, sondern auch das der Angehörigen und Freunde. Eine Epilepsie tritt meistens im wahrsten Sinne des Wortes wie ein Blitzschlag in das bisherige Leben ein und kann von „jetzt auf gleich" Vieles regelrecht auf den Kopf stellen.

Für Außenstehende bedeutet eine Epilepsie eine Erkrankung, die Angst einflößt und unsicher macht, ja geradezu unbegreiflich ist. Denn Voreingenommenheit gepaart mit großer Unwissenheit führen zu einem trügerischen Bild, das mit der Epilepsie verbunden ist.

Auch für den Betroffenen selbst ist die Krankheit alles andere als erklärbar. Er bemerkt oftmals selbst, dass er während der Anfälle nicht mehr er selbst ist, sich sein Körper nicht mehr kontrollieren lässt, und er mitunter sogar Angst vor sich selbst bekommen kann.

Nicht immer kann man sich als Betroffener an die Details eines Anfalls erinnern, was ihn noch ängstlicher werden lassen kann. Ein großes Problem der Epilepsie ist, dass diese Erkrankung nicht immer in Erscheinung tritt. Denn optisch gesehen ist sie nur anwesend, wenn gerade ein Anfall geschieht. Und während der anfallsfreien

Phasen treten überhaupt keine Auffälligkeiten oder Einschränkungen in Erscheinung. Eine Epilepsie ist eben kein Beinbruch, der durch seinen Gipsverband sichtbar wird und auch schnell wieder ausheilen kann. Je nach Ausprägung der Epilepsie ist die Krankheit eine riesige Herausforderung an den Betroffenen und seine Angehörigen. Häufig findet der Kampf mit der Epilepsie quasi unter Ausschluss der Öffentlichkeit statt, denn eine Epilepsie ist keine Krankheit, mit der man sich brüsten könnte. Nein, eine Epilepsie ist in unserer Leistungsgesellschaft eine Erkrankung mit einem gewaltigen Makel. Eine Krankheit, die am besten gar nicht stattfindet. Und erst recht nicht in der eigenen Familie.

Wer die Diagnose Epilepsie bekommt, wird zunächst geschockt sein. Denn niemand möchte eine ‚negativ besetzte' Erkrankung haben. Man muss diesen Schock zunächst verarbeiten und verinnerlichen. Es nützt jedoch nichts, den Kopf in den Sand zu stecken, denn die Krankheit verschwindet ja nicht einfach wieder. Damit man mit der Epilepsie besser umgehen kann und die Krankheit versteht, muss man sich also mit ihr auseinandersetzen. Man nennt dies in der Fachsprache ‚Psychoedukation'. Und ein Buch, in dem die Erkrankung von verschiedenen Aspekten her beleuchtet wird, in dem sich nicht die Fremdwörter die Klinke in die Hand geben, ist in dieser Situation Gold wert. Sie erhalten viele Informationen, Hilfen und wichtige Antworten zu vielen Ihrer Fragen, damit Sie erkennen, welchen Therapieweg Sie einschlagen können. Lesen Sie die vielen praktischen Tipps, die den Alltag sehr erleichtern werden, sei es durch Vorbeugemaßnahmen, Sicherheitsaspekte oder das Herausfinden der Ursache Ihrer Erkrankung.

Denn eines ist sicher:
In vielen Fällen lassen sich Anfälle sogar völlig ausschalten.

Epilepsie: Vom Mittelalter bis zur Gegenwart

Fallsucht, Schwerenot, Heilige Krankheit, Mondsucht, Dämonische Krankheit oder auch *Königskrankheit*: In mittelalterlichen Zeiten wurde die Epilepsie nicht als solche bezeichnet, sondern mit aus heutiger Sicht eher absonderlichen synonymischen Begriffen. Tatsächlich sind Vorbehalte und ein falsches Bild über die Krankheit keine ausschließlichen Phänomene der heutigen Zeit. Glaubt man nämlich dem mittelalterlichen Kokolores, nahm man damals an, dass nur Könige durch einfaches Handauflegen eine Epilepsie heilen konnten. Damals wie heute machte so ein epileptischer Anfall den Menschen unheimliche Angst, und da die Krankheit so unerklärlich wie mysteriös war, ging man von einem bösen Geiste aus, der vom Betroffenen Besitz ergriffen haben mußte. Rituale, Gebete und selbst Exorzismen waren übliche Praktiken, die sich Betroffene gefallen lassen mußten.
Selbst die gebildeten Ärzte des Mittelalters sahen sich mit einer Krankheit konfrontiert, von der sie die Erkrankten versuchten, mit Heilpflanzen wie Alraune oder Mistel oder mit zweifelhaften Therapieformen wie dem Durchtrennen der Kopfhaut, Öffnung der Schädeldecke, Verbrennungen bestimmter Körperteile oder gar Kastration, zu befreien.

Die Heiler des Mittelalters kannten zwei Formen der Epilepsie: Eine, so nahm man an, entstünde durch Fieber, die andere aus der gelben Galle, wobei letztere aus dem Mondwechsel resultieren sollte und mit melancholischen oder phlegmatischer Symptomatik einherging. So nahmen die Gelehrten an, dass das Gehirn ein feucht-kaltes Organ sei, welches nach der damaligen Säftelehre in einer besonderen Beziehung zum Mond stehen solle. Doch der Volksglaube schaffte noch absurdere Vorstellungen, zum Beispiel wenn er behauptete, dass vom körperwarmen Blut frisch Hingerichteter eine besondere Heilkraft ausging, was öffentlichen Enthauptungen einen regen Zulauf von Epileptikern bescherte die sogleich darum rangen, etwas von diesem Blute aufzufangen. Übertroffen wurden solche Absurditäten nur noch durch die Erfindung eines Therapeutikums namens „Tinctura Millepedium", welches aus Kellerasseln hergestellt wurde, da diese eine ähnliche Bewegung hatten wie die zuckenden Bewegungen des Epileptikers während eines Anfalls und man tatsächlich glaubte, deshalb eine heilvolle Verbindung entdeckt zu haben. Obwohl bereits Hippokrates Erkenntnisse über die organischen Ursachen der Epilepsie zutage führte, gingen diese im christlichen Mittelalter verloren. Da die Schulmedizin bis zum Ende des 19.Jahrhunderts keine zuverlässige Hilfe bei der Behandlung der Epilepsie vorzuweisen hatte, suchte man als Betroffener Linderung bei Gottesmutter Maria und dem Heiligen Valentin. Man kann sagen, dass die Betroffenen in jener Zeit keinen gesellschaftlich leichten Stand hatten. Sie wurden weitestgehend gemieden.

Obwohl den Ärzten des Mittelalters keine Therapie gegen Epilepsie bekannt war, wusste man zumindestens, welche prophylaktischen Maßnahmen wirkungsvoll waren und sind:
„Der Kranke soll sich hüten vor Sonnenhitze, Baden, Weingenuß, Übermüdung und Kummer. Im Anfall soll man Schonung beobachten und nicht den Widerstand des Kranken gewaltsam brechen." (Soranos von Ephesus, etwa 100 n.Chr.)
"Wein ist zu meiden, weil nichts leichter einen Anfall auslöst" (Alexandros von Tralleis, 6. Jahrhundert). *„Bei einer so großen Arbeit, wie ich sie mir vorgenommen habe zu beschreiben von den hinfallenden Siechtagen, ist es zu allererst wichtig, zu reden von der Barmherzigkeit, die einem Arzt soll angeboren sein"* (Paracelsus, 1493-1541). Auch wußte man um die Heilkraft des Fastens, selbst heutzutage machen sich Therapeuten altes Wissen bei der sogenannten „Ketogonen Diät" zunutze. Die wissenschaftliche Epileptologie erfuhr in der 2.Hälfte des 19.Jahrhunderts einen ersten Höhepunkt. A. Kussmaul und A. Tenner weisen im Tierexperiment das Gehirn als Ausgangspunkt jeglichen epileptischen Geschehens nach (1857). G.T. Fritsch und E. Hitzig führen den experimentellen Nachweis, dass dieses Geschehen eng verknüpft ist mit elektrischen Vorgängen an Gehirnzellen (1870). Der Genius von J. Hughlings-Jackson (1835-1911) stellt aufgrund klinischer Beobachtungen patho-physiologische

Überlegungen zur Ursache und zum Erscheinungsbild von Anfällen an, die auch heute noch Gültigkeit haben. Klinische Beobachtungen von Ch. Locock, E.H. Sieveking und S. Wilks führen zur Entdeckung der anfallshemmenden Wirkung von Brom, des ersten objektiv wirksamen Medikaments gegen epileptische Anfälle (1857/1861). Klinisch orientierte Publikationen (Th. Herpin, L. Delasiauve, O. Binswanger u.a.) machen die Epilepsie auch bei Nicht-Spezialisten bekannt. Sie betonen nachdrücklich die cerebralorganische Ursache der Krankheit.[1]

Glücklicherweise verbesserte sich nun auch die gesellschaftliche Stellung der Epileptiker. 1773 eröffnete im altehrwürdigen Julius-Spital in Würzburg ein Haus speziell für Epilepsie-Betroffene, das erstmalig einer ärztlichmedizinischen Leitung unterstellt war. Ende des 18.Jahrhunderts öffneten zudem gleich 2 große psychiatrische Hospitäler in Frankreich ihre Türen, um Betroffenen endlich nicht nur eine pflegerische, sondern außerdem auch eine ärztliche Betreuung zu ermöglichen. Zahlreiche weitere Einrichtungen folgten, die sich der Behandlung und Heilung der Epilepsie verschrieben hatten.
Währenddessen machten auch die medizinischen Forschungen beachtliche Fortschritte. 1875 weist der Engländer R.Carton erstmals elektrische Ströme am Kaninchengehirn nach. Es folgt der deutsche Psychiater Hans Berger (1873-1941), der menschliche Hirnströme mittels EEG sichtbar macht. 1912 entdeckt A.Hartmann die antiepileptische Wirkung des Phenobarbital, welches bis heute ein zum Einsatz kommendes Medikament ist. 1938 erkennen H. Merrit und T. Putnam die anfallshemmende Wirkung von Phenytoin. 1945 wird mit den Oxazolidinen die erste Substanzgruppe eingeführt, die auch gegen kleine epileptische Anfälle (Absencen, Myoklonien, astatische Anfälle) wirksam ist. Die Entdeckung weiterer Antiepileptika erfolgt nach der Jahrhundertmitte: 1958 Ethosuximid, 1963 Valproat, Carbamazepin und Benzodiazepine.

---

1 http://www.dgfe.info/home/showdoc,id,387,aid,227.html

In den 80er und 90er Jahren des 20. Und in den ersten Jahren des 21. Jahrhunderts wird die Reihe der Antiepileptika durch neue Substanzen entscheidend erweitert, die ihre Entdeckung jetzt jedoch meist nicht mehr dem Zufall verdanken, sondern Folge neuer neuro- und pathophysiologischer Erkenntnisse in der experimentellen Epileptologie sind.

Im letzten Viertel des 20. Jahrhunderts erlebt die Epilepsiechirurgie einen entscheidenden Aufschwung – dieses Therapieverfahren kommt derzeit für annähernd 5 – 10 % aller Epilepsiepatienten in Frage. Mit einer deutlichen Zunahme dieser Zahl ist in den nächsten Jahren und Jahrzehnten allerdings zu rechnen. Die heutige Epilepsie-Chirurgie steht beispielhaft für die Entwicklung von einer symptomatischen zu einer kausalen Epilepsie-Therapie, d.h. von der medikamentösen Unterdrückung der Krankheitssymptome zur operativen Entfernung der Krankheitsursache. [21]

21 http://www.dgfe.info/home/showdoc,id,387,aid,227.html

Was ist Epilepsie, und was ist sie nicht?

Epilepsie ist nicht gleich Epilepsie.

Es gibt unterschiedliche Anfallarten und Ausprägungen der Erkrankung. Dennoch ist das Bild der schweren Anfälle jenes, das in der Öffentlichkeit kursiert und der Krankheit nicht immer gerecht wird. Dass es darüber hinaus noch viele andere Formen von Epilepsie gibt, die sich anders äußern können, ist vielfach gar nicht bekannt. Wer von Epilepsie betroffen ist, lernt sehr schnell, dass diese Krankheit auch in unserer modernen Zeit noch immer mit vielen Vorurteilen und Unwissenheit der Gesellschaft einhergeht. Ausgrenzungen, Missachtungen, Rechtfertigungen und Benachteiligungen sind dann einige dieser Begleiterscheinungen, die die Patienten zusätzlich zu ihrer Erkrankung erfahren.

So ist Epilepsie weder eine psychische Krankheit, noch ist sie eine geistige Behinderung. Zwar kann die Epilepsie mit psychischen Erkrankungen wie Depressionen, Psychosen und Angstzuständen einhergehen, aber dies ist nicht zwangsläufig der Fall. Auch treten bei Personen mit geistigen Behinderungen epileptische Anfälle auf, aber auch hier bedingt nicht eins das andere. So bedeutet es auch nicht, dass Menschen mit epileptischen Anfällen in ihrer geistigen Entwicklung beeinträchtigt sind. Das sind sie absolut nicht, zumal es durch die epileptischen Anfälle normalerweise nicht zu Zerstörungen von Nervenzellen kommt. Die meisten Epileptiker verfügen über eine ganz normale Intelligenz oder glänzen sogar durch ihre überdurchschnittlichen geistigen Fähigkeiten.

So waren auch diverse bekannte Persönlichkeiten Epileptiker und vollbrachten trotz ihrer Erkrankung glanzvolle außergewöhnliche Leistungen. Wussten Sie beispielsweise, dass Alfred Nobel, Alexander der Große und auch Dostoyevsky an Epilepsie erkrankt gewesen sein sollen? Vermutlich nicht. Und auch Napoleon und Sokrates wird nachgesagt, dass Sie Epileptiker waren. Warum auch heute noch soviel Unwissenheit und viele falsche Vorstellungen bezüglich der Epilepsie existieren, lässt sich teilweise auf die Geschichte der Erkrankung zurückführen. Erstmals wurde vor über 3.000 Jahren über Epilepsie berichtet, als sie im alten Babylon erwähnt wurde. Damals vermutete man, dass Epilepsie etwas mit Dämonen und Geistern zu tun habe. Heute geht man davon aus, dass es Hippokrates war, der diesem Spuk ein Ende setzte, indem er entdeckte, dass Epilepsie eine Erkrankung des Gehirns ist und wahrhaftig nichts mit Dämonenbesuchen zu tun hat. Doch trotz dieser wichtigen Erkenntnis von Hippokrates haftet der Epilepsie auch heute noch immer etwas Unheimliches, nicht Begreifliches und Angsteinflössendes an. Wenn man bedenkt, dass es allein in Deutschland weit über 600.000 Personen gibt, und in den USA etwa jeder Hundertste im Laufe seines Lebens mindestens einmal im Leben einen epileptischen Anfall erlebt, dann fällt es schwer, soviel Unkenntnis über diese Erkrankung nachzuvollziehen. Symbolisch entspricht der Anteil der Betroffenen allein in Deutschland immerhin dem Bevölkerungsbestand einer Stadt wie Düsseldorf!

Weltweit sollen ungefähr 50 Millionen Menschen an Epilepsie erkrankt sein. Fast 90 % von ihnen leben in Entwicklungsländern. Wären die Krankheitsfälle in dieser Größenordnung in industrialisierten Ländern, würde ihr vermutlich mehr Aufmerksamkeit gewidmet. Trotz dieser unbefriedigenden Situation gibt es jedoch auch einige positive Aspekte, die den Erkrankten zugute kommen. Denn medizinisch gesehen hat man mittlerweile viele Zusammenhänge der Epilepsie entschlüsselt, die verbesserte Therapieangebote ermöglichen. Man weiß inzwischen, dass bei Epilepsie im Gehirn eine nicht normale nervliche Erregungsbildung vonstattengeht, die zu den epileptischen Anfällen führt. Dabei befindet sich das Gehirn eines Epileptikers in einem Dauerzustand, in dem jederzeit Anfälle ausgelöst werden können. Und genau das ist eines der wesentlichsten Kennzeichen der Epilepsie: Die immer wiederkehrenden Anfälle. Wenn die epileptischen Anfälle immer wieder auftreten und nicht korrigiert werden können, spricht man von Epilepsie. Es gibt andere Erkrankungen, die ebenfalls durch Anfälle gekennzeichnet sind, die jedoch keinen wiederkehrenden Charakter besitzen und somit nicht der Epilepsie zugeordnet werden.

Dementsprechend besteht die Grundlage der Epilepsiediagnostik in der Regel daraus, dass ein epileptischer Anfall mindestens zweimal auftritt. Dennoch gibt es auch Epilepsievarianten, bei denen es nur zu einem einmaligen Anfall kommt. Das ist dann der Fall, wenn zwar nur ein Anfall aufgetreten ist, aber die Wahrscheinlichkeit für ein erneutes Auftreten erhöht ist.

In gesundem Zustand werden die Gehirnfunktionen durch Millionen von winzig kleinen elektrischen Ladungen ermöglicht, die zwischen den Nervenzellen und allen Körperregionen korrespondieren. Bei einem Epileptiker ist diese Funktionsweise jedoch plötzlich und kurzfristig beeinträchtigt, sodass viele Nervenfasern gleichzeitig unkontrollierte Impulse abgeben. Man sagt aus diesem Grunde auch, dass die Anfälle durch einen ‚elektrischen Sturm' im Gehirn entstehen. Die Entstehung der Anfälle wird also durch eine plötzliche extreme Aktivität des Zentralnervensystems ausgelöst, indem die Nervenzellen oder Neuronen im Gehirn abnorme Signale geben. Während eines Anfalls wird das normale Muster der Neuronenaktivitäten zerstört, sodass viele Nervenfasern gleichzeitig unkontrollierte Impulse abgeben. Die Neuronen reagieren in diesen Momenten bis zu 500 Mal pro Sekunde mehr als normalerweise. Durch diese extremen Aktivitäten kommt es schließlich zur vorübergehenden Einschränkung der Empfindungen, Gefühle, zu Verhaltensänderungen, Muskelkrämpfen, veränderten Körperbewegungen bis hin zur Bewusstlosigkeit.

In diesen Situationen ist der Patient nicht in der Lage, seinen Körper zu kontrollieren. Dieser Zustand, der nur wenige Minuten andauert, wird als *epileptischer Anfall* bezeichnet. Während sich dieser Vorfall bei einigen Patienten nur sehr selten oder gelegentlich ereignet, kann es bei anderen Betroffenen mehrmals am Tag zu diesen gefürchteten Anfällen kommen. Die Ausprägung der Anfälle ist sehr unterschiedlich und ist abhängig davon, ob der Körper durch den elektrischen Sturm im Gehirn teilweise oder komplett betroffen ist. So können die Gehirnstörungen nur einzelne Bereiche betreffen (teilweiser Anfall) oder die Nervenzellen im gesamten Gehirn erreichen (generalisierter Anfall). Das hat zur Folge, dass die Symptome bei den Betroffenen sehr unterschiedlich ausgeprägt sind. Während sich der Anfall bei einigen von ihnen nur durch ein paar Sekunden irritiertes Anstarren der Umwelt, unwillkürliche Bewegungsabläufe oder Benommenheit bemerkbar macht, erfahren andere Patienten einen sehr umfangreichen Krampfanfall. Aber auch bei diesen Betroffenen dauert ein Anfall in der Regel nicht länger als 5 Minuten.

Wie es zur Epilepsie kommt, ist schulmedizinisch gesehen bis heute nicht eindeutig geklärt. Die Umstände, die für das Auftreten von epileptischen Anfällen erforderlich sind, können bereits von Geburt an vorhanden sein, oder sich im Laufe des Lebens entwickeln. Hier sind es hauptsächlich Kopfverletzungen und Gehirnerkrankungen, die zu den Veränderungen im Gehirn führen. Darüber hinaus geht man noch von weiteren Ursachen aus, die bisher als noch unbekannt gelten, oder deren Zusammenhänge noch nicht vollständig verstanden werden. Geht es nach der Meinung von Umweltmedizinern, so entstehen die epileptischen Anfälle bei vielen Patienten aufgrund von Kontakten mit Giftstoffen. Dieser Aspekt wird im Allgemeinen allerdings noch viel zu selten berücksichtigt und verhindert in vielen Fällen eine effektive Behandlung der Betroffenen.

Epilepsie ist eine chronische Erkrankung, deren Heilung unter schulmedizinischen Gesichtspunkten bisher ausgeschlossen ist. Aus Sichtweise der Umweltmediziner ergeben sich allerdings berechtigte Hoffnungen, dass durch die Schadstoffbeseitigung möglicherweise eine Anfallsreduzierung oder sogar –beseitigung erreicht werden könnte.

Darüber hinaus ist der Verlauf der Erkrankung davon abhängig, um welche Form der Epilepsie es sich handelt. So dauern nicht alle Epilepsieformen lebenslänglich an, insbesondere diejenigen, die auf die Kindheit beschränkt sind. So weiß man inzwischen aufgrund von Studien, dass insbesondere bei der *idiopathischen Epilepsie*

(*Epilepsie mit einer nicht geklärten Ursache*) die Heilungschancen bei Kindern außerordentlich groß sind. So waren fast 90 % der Studienteilnehmer 20 Jahre nach ihrer Diagnose anfallsfrei.
Diese vielversprechenden Aussichten gelten bisweilen bei Erwachsenen und bei schwer therapierbaren epileptischen Kindern nicht. In diesen Fällen bleibt derzeit einzig die Hoffnung auf eine gute medikamentöse Einstellung oder gegebenenfalls eine Operation. Sowie die Hoffnungen auf Möglichkeiten der Umweltmedizin, sofern selbige denn in Betracht gezogen werden.

Heutzutage kann bei ca. 75 % der Betroffenen mit entsprechenden Medikamenten oder chirurgischen Eingriffen eine Anfallsfreiheit erreicht werden. Die restlichen ca. 25 % erfahren trotz dieser Behandlungen weiterhin epileptische Anfälle, was dann unter „schwer behandelbare Epilepsien" eingeordnet wird. In diesen Fällen könnten die Aspekte der Umweltmedizin ganz neue Perspektiven darstellen. Lesen Sie hierzu das Kapitel ‚Umweltschadstoffe als eine Ursache'.
Im Übrigen kann Epilepsie in jedem Alter, in jeder Rasse und unabhängig von der sozialen Herkunft auftreten. Am wahrscheinlichsten tritt sie bei Kindern und Jugendlichen sowie bei Menschen im Alter von über 60 Jahren auf. Epilepsie kennt man nicht nur beim Menschen, sondern auch bei vielen Tieren, wie unter anderem bei Hunden, Katzen, Mäusen und Kaninchen.

Risikofaktoren

Durch verschiedene Faktoren kann die Entstehung von Epilepsie begünstigt werden. Zu den häufigsten Risikofaktoren zählen die folgenden:

Alter

Der Beginn der Epilepsie liegt überwiegend in der Kindheit und im fortgeschrittenen Alter ab 60 Jahren.

Familiäre Voraussetzungen

Wenn enge Familienangehörige von Epilepsie betroffen sind, besteht für die anderen Familienmitglieder ein erhöhtes Risiko, ebenfalls daran zu erkranken. Dennoch wird bei ca. 90 % der Patienten die Epilepsie nicht vererbt, sondern erworben.

Geschlecht

Männer tragen ein etwas höheres Epilepsie-Risiko als Frauen.

Schlaganfall

Durch einen Schlaganfall und andere Gefäßerkrankungen können Hirnschäden entstehen, die epileptische Anfälle nach sich ziehen.

Hirninfektion

Durch Entzündung der Hirnhaut, des Gehirns oder des Rückenmarks steigt das Risiko, an Epilepsie zu erkranken.

Kopfverletzungen

Kopfverletzungen sind besonders häufig für Epilepsie verantwortlich. Um das Risiko derartiger Verletzungen zu reduzieren, sollten Sie bei Ihren Aktivitäten entsprechende Vorkehrungen ergreifen. Dies ist beim Autofahren das Anschnallen und beim Fahrradfahren, Motorradfahren und Skifahren das Tragen eines Helmes.

Migräne

Wenn Kinder von einer sogenannten Auramigräne betroffen sind, ist ihr Epilepsie-Risiko deutlich erhöht. Diesen Zusammenhang konnten isländische Wissenschaftler von der Pädiatrischen Klinik der Uni Reykjavik vor einigen Jahren nachweisen und wurde seinerzeit in der *Annals of Neurology* veröffentlicht. Bei einer Auramigräne handelt es sich um eine Migräne, die mit visuellen oder sensorischen Wahrnehmungsstörungen einhergeht und sich beispielsweise durch Sehstörungen bemerkbar machen.

Hohes Fieber im Kindesalter

Wer als Kind hohes Fieber bewältigen musste, kann im fortgeschrittenen Alter eher an Epilepsie erkranken als Menschen ohne diese extremen Fieberschübe. Das Risiko wird erhöht, wenn in der Familie bereits Epilepsie vorkommt.

Vergiftung

Wenn eine Epilepsie durch eine Vergiftung entsteht, ist dies häufig auf Schwermetalle zurückzuführen. Hier ist in erster Linie das *Amalgam* zu nennen, das viele verschiedene Krankheiten verursachen kann. So kann auch eine amalgamtragende Mutter die Ursache für epileptische Anfälle ihres Kindes sein.

Nebenwirkungen von Medikamenten

Dass Epilepsie durch Medikamente ausgelöst wird, ist eher als eine Ausnahme zu sehen. Am ehesten kommt es bei der Einnahme von Psychopharmaka zu Anfällen.

Neurologische Erkrankungen

Wer von Erkrankungen wie Depressionen, Psychosen und Angststörungen betroffen ist, trägt ein deutlich erhöhtes Risiko, zusätzlich an Epilepsie zu erkranken. Man vermutet ähnliche Prozesse im Gehirnstoffwechsel, die diesen neurologischen Erkrankungen zugrunde liegen.

Symptome und Anfallsarten

Die Symptome der Epilepsie äußern sich in der Regel während der Anfälle, denn die anfallsfreien Phasen sind bei den meisten Patienten symptomfrei. Anders sieht es aus, wenn die Epilepsie im Zusammenhang mit weiteren Erkrankungen steht wie einem Hirntumor, Gehirninfektion oder einer Kopfverletzung. In diesen Fällen kommt es auch außerhalb der Anfälle zu diversen Beschwerdebildern.
Allerdings kann es durch die Einnahme von Antiepileptika zu unerwünschten Nebenwirkungen kommen wie unter anderem zu Hautausschlägen, Kopfschmerzen, Schwindel oder Übelkeit, die auch während der anfallsfreien Phasen auftreten.
Während des Anfalls kann es aufgrund der abnormen Gehirnzellenaktivität zu sehr unterschiedlichen Symptomen kommen, die von den individuellen Gegebenheiten abhängen und von ruckartigen Bewegungen der Arme und Beine reichen können, vorübergehende Verwirrung mit sich bringen oder zur Bewusstlosigkeit führen. In der Regel erfahren die Patienten immer wieder die gleichen Symptome. Ging der erste Anfall beispielsweise mit Bewusstlosigkeit einher, so ist es sehr wahrscheinlich, dass diese auch bei den

nachfolgenden Anfällen eintritt. Welche Symptome letztendlich auftreten, ist immer davon abhängig, welche Gehirnbereiche durch die Epilepsie betroffen sind. In einigen Fällen treten vergleichsweise geringfügige Symptome auf wie leichtes Zucken eines Körperteils oder Benommenheit. Es kann aber auch zu sehr gravierenden Beschwerden kommen wie einer umfangreichen Bewegungs- und Bewusstseinseinschränkung.
Während die umfangreichen Ausprägungen der Epilepsie für den Betroffenen und sein Umfeld nicht zu übersehen sind, kann es bei den sogenannten ‚kleinen Anfällen' schnell zu einer Fehldeutung der Situation kommen. So kommt es bei diesen Fällen nicht selten vor, dass sie mit Betrunkenheit verwechselt werden. Fatalerweise kommt oftmals hinzu, dass aufgrund der Fehlinterpretation der Erkrankung eine adäquate Behandlung der Epilepsie ausbleibt.
Die unterschiedlichen Ausprägungen der Anfälle unterscheidet man nach fokalen und generalisierten Anfällen:

Fokale Anfälle

Fokale Anfälle werden auch als *partieller Anfall* oder *Herdanfall* bezeichnet. Kennzeichnend für diese Art der Anfälle ist es, dass die Anfälle von einer begrenzten Region des Gehirns ausgehen und meistens auch auf diesen Bereich beschränkt bleiben. Sie können von dieser begrenzten Region auf andere Gehirnbereiche übergehen und sich somit in generalisierte Anfälle entwickeln.
Fokale Anfälle unterteilt man in *einfach fokale Anfälle* und *komplex fokale Anfälle*. Ein wichtiges Unterscheidungsmerkmal für diese beiden Arten von Anfällen ist der Grad der Bewusstseinsstörung. Unter dem Begriff der Bewusstseinsstörung versteht der Mediziner die verminderte Reaktion einer Person auf Außenreize und auch das Ausmaß, inwieweit sich der Patient an den Anfall erinnert. Ein typischer Test, um zu überprüfen, ob der Patient noch auf Außenreize reagiert, besteht daraus, den Patienten während eines Anfalls zum Ausführen bestimmter Bewegungen aufzufordern (zum Beispiel das Anheben des linken Beines). Ob die Erinnerung beeinträchtigt ist,

prüft man, indem man den Patienten während eines Anfalls bittet, sich ein bestimmtes Wort oder eine bestimmte Tatsache zu merken.

Einfach fokale Anfälle

Hinter dieser Bezeichnung verbirgt sich ein Anfall, der von einem eng begrenzten Hirnbereich ausgeht, und bei dem die betroffene Person bei Bewusstsein bleibt. Dadurch nimmt sie den Anfall voll wahr und kann im Nachhinein den Anfall genau beschreiben.
Oftmals kommt es bei dieser Art von Anfällen zu örtlich begrenzten Muskelzuckungen. Einfach fokale Anfälle werden oft von vielfältigen Sinneswahrnehmungen begleitet. So gehören ungewöhnliche Körperempfindungen, Schmerzen, Krämpfe, Kribbeln, Taubheitsgefühle, Licht- oder Farberscheinungen zu den möglichen Erlebnissen eines fokalen Anfalls. Mitunter werden vorhandene Gegenstände stark vergrößert oder verkleinert wahrgenommen.

Einige Personen hören Musik, Stimmen oder Geräusche. Auch Geruchs- oder Geschmackswahrnehmungen, ob nun angenehmer oder unangenehmer Natur, gehören mitunter als Begleiterscheinungen zu den einfach fokalen Anfällen. In einigen Fällen tritt ein Schwindelgefühl auf, wovon Betroffene berichten, dass sie sich fühlten als *würden sie frei im Raum fallen*. Auch *ein Gefühl des Schwankens* oder *wie in einem Karussell* wird häufig beschrieben. Darüber hinaus kann es zu autonomen Störungen kommen, die mit Schweißausbrüchen, Erbrechen und Übelkeit, aber auch mit einem unkontrollierbaren Stuhl- oder Harnabgang verbunden sind. Bei einem sogenannten *Jackson-Anfall* kommt es zu einem ungewöhnlichen Temperaturempfinden, das sich auf die Arme und Beine erstreckt. All diese Begleiterscheinungen sind recht typisch für diese Anfallsart und können sehr intensiv erlebt werden. Oftmals ist das Erlebte dem Betroffenen vertraut. In solchen Fällen spricht man von einem „Déja-vu"-Erlebnis („déja-vu" = schon gesehen).
Mitunter treten auch körperliche Begleiterscheinungen auf, die sich jedoch schwer beschreiben lassen. Betroffene berichten von einem

komischen Gefühl, das oftmals im Bereich des Oberbauches angesiedelt ist. Von dort steigt es mitunter auf und kann Ängste verursachen. Oftmals ähnelt dieses Gefühl auch *Herzklopfen* oder *einem Druck in der Brust*, auch hier in vielen Fällen begleitet von *Angst und innerer Unruhe.*

Komplex fokale Anfälle

Ältere Bezeichnungen für diesen Anfallstyp sind die Begriffe

- *Partialanfälle*
- *psychomotorische Anfälle*
- *psychomotorische Dämmerattacken*
- *Schläfenlappenanfälle*
- *Temporallappenanfälle.*

All diese Namen verweisen entweder auf den Ausgangsort eines Anfalls oder auf die Art, wie er auftritt. Die Medizin ist aber von diesen Bezeichnungen abgekommen und verwendet nunmehr den Begriff *‚komplex fokaler Anfall'*. Bei dieser Art des Anfalls kommt es zu einer Bewusstseinsveränderung, die von bloßer Benommenheit bis hin zu vollkommener Bewusstlosigkeit reicht. Manchmal kann eine Bewusstseinsstörung als solche den Anfall auslösen, aber auch ein einfach-fokaler Anfall kann sich zu einem komplex fokalen Anfall entwickeln. Ein komplex fokaler Anfall kann seinerseits zu einem generalisierten *tonisch-klonischen Anfall* überleiten.

Die körperlichen Begleiterscheinungen bei komplex fokalen Anfällen sind sehr vielseitig. Alle Erscheinungen, die auch bei den einfach fokalen Anfällen auftreten können, zeigen sich mitunter auch bei komplex fokalen Anfällen. Besonders typisch sind die so genannten Automatismen, worunter man in der Medizin automatisch ablaufende Bewegungen versteht. So treten im Bereich des Mundes oft Kau- oder Essbewegungen, also Kauen, Schlucken oder auch Schmatzen, auf. Mitunter lassen sich anhand der Mimik Rückschlüsse auf das innere Erleben des Betroffenen ziehen (mimische Automatismen);

in den meisten Fällen ist jedoch der starre und leere Gesichtsausdruck stark ausgeprägt. Bei sehr vielen Patienten kommt es zu so genannten Handlungsautomatismen. Dazu zählen unter anderem das Zupfen an einem Kleidungsstück, das Öffnen und Schließen der Hände oder auch tänzelnde Bewegungen. Mitunter kommt es zu verbalen Äußerungen, die in der Regel jedoch unverständlich sind (verbale Automatismen). Seltener sind die so genannten *ambulatorischen Automatismen*. Darunter versteht man eine gesteigerte Aktivität eines Betroffenen während eines Anfalls: Der Betroffene setzt sich, steht wieder auf, läuft umher, etc. Auch geordnete und komplexe Handlungsabläufe treten mitunter auf, besonders bei länger andauernden komplex fokalen Anfällen.

Manchmal reagieren Betroffene während eines Anfalls auf Eingriffe von außen abwehrend bis aggressiv. Bei komplex fokalen Anfällen ist in vielen Fällen das vegetative Nervensystem beteiligt. Zu erkennen ist das an einer ausgeprägten Hautrötung oder Hautblässe, dem Vorhandensein einer Gänsehaut, Schweißausbrüchen und einer verstärkten Bildung von Speichel.
Typisch für diese Art des Anfalls ist es, dass er allmählich endet. Normalerweise kann sich ein Betroffener im Nachhinein nicht mehr an den Anfall erinnern. Die Länge eines solchen Anfalls kann zwischen wenigen Minuten und einer Viertelstunde variieren.

Generalisierte Anfälle

Den fokalen Anfällen stehen die so genannten *generalisierten Anfälle* gegenüber. Die Bezeichnung ‚generalisierter Anfall' ist ein Oberbegriff und umfasst eine größere Anzahl verschiedener Erscheinungsformen von Epilepsie, bei denen sich die Entladungen auf beide Gehirnhälften ausbreiten. Ein Anfall wird dann als generalisiert klassifiziert, wenn weder der Verlauf noch die Symptome auf die Beteiligung eines nur begrenzten Areals schließen lassen und keine Rückschlüsse auf den genauen Ausgangsort zulassen. Dabei können die Anfälle mit oder ohne Krämpfe einhergehen.

Absencen

Bei dieser Form der Epilepsie ist eine Eintrübung des Bewusstseins mit Gedächtnisverlust das vorherrschende, wenn nicht sogar das einzige Merkmal. Damit können die Absencen als mildeste Form generalisierter Anfälle bezeichnet werden. Bei diesen sind zumeist beide Gehirnhälften an dem Anfall beteiligt. Je nach vorliegendem EEG-Befund lassen sich theoretisch typische von a-typischen Absencen unterscheiden. In der Praxis ist eine derartige Unterscheidung jedoch mitunter nicht immer eindeutig möglich.
Von einer *typischen Absence* spricht man, wenn es sich um eine plötzlich beginnende und endende Bewusstseinspause handelt, deren Länge von einigen Sekunden bis hin zu einer halben Minute dauern kann. Normalerweise ist dabei der Blick leer und die Mimik ausdruckslos und starr. Durchgeführte Tätigkeiten werden unterbrochen und nach dem Ende des Anfalls nahtlos fortgeführt. Das trifft auf das Sprechen ebenso zu wie für alle anderen Tätigkeiten, wie beispielsweise die Nahrungsaufnahme oder die Fortbewegung. Während eines Anfalls ist der Patient nicht ansprechbar, und er hat im Nachhinein keine Erinnerung an die Zeit des Anfalls.

Gehäuft tritt diese Anfallsform in der Zeit nach dem Erwachen auf. Gehen Absencen mit verschiedenen anderen Begleiterscheinungen einher, spricht man von *komplexen Absencen*. Die Begleiterscheinungen entsprechen denen der anderen Arten der generalisierten Anfälle und können dort nachgeschlagen werden. Bei den *atypischen Absencen* treten die Begleiterscheinungen in stark ausgeprägter Form auf; ihr Beginn und ihr Ende sind weniger plötzlich als bei der typischen Absence. Anders als die ‚normalen' Absencen treten atypische Absencen zumeist gehäuft nacheinander auf. Oftmals geht auch ein Anfall in den nächsten über. Ist dies der Fall, spricht man in der Medizin von einem *Status Epilepticus*.

Myoklonische Anfälle

Eine weitere Form der generalisierten Anfälle sind die so genannten *myoklonischen Anfälle*. Typisch für diese ist das Auftreten von plötzlichen Muskelzuckungen, den so genannten Myoklonien. Von diesen Zuckungen kann der ganze Körper ergriffen werden. Am häufigsten treten jedoch Zuckungen des Kopfes und der Arme auf, seltener werden die Beine in Mitleidenschaft gezogen. Die Stärke der Anfälle ist sehr variabel; die Muskelzuckungen treten mitunter sehr heftig auf. Meist bleibt es bei einem einmaligen Anfall, mitunter treten die Anfälle jedoch auch in rascher Folge auf. Diese Art der Anfälle ist sehr kurz, und das Bewusstsein ist in aller Regel nicht in Mitleidenschaft gezogen. Diese Anfälle treten oft direkt nach dem Aufwachen auf; auch bei Schlafentzug und vorzeitigem Wecken lässt sich eine Häufung dieser Anfälle beobachten.

Klonische Anfälle

Auch die *klonischen Anfälle* zählen zu den generalisierten Anfällen. Diesen Anfällen fehlt die Versteifung der Muskulatur, die den so genannten tonischen Anfällen eigen ist. Demzufolge ist dieser Anfallstyp durch die auftretenden Zuckungen charakterisiert, die nicht mit einer Versteifung der Muskulatur einhergehen. Dieser Anfallstyp ist in aller Regel von nur kurzer Dauer.

Tonische Anfälle

Bei den tonischen Anfällen kommt es in aller Regel zu einer Versteifung der Muskulatur. Es kann dabei zu einer starken Beugung von Armen und Beinen kommen, aber auch zu einer Überstreckung des gesamten Körpers, je nachdem, welche Muskelgruppe von dem Anfall in Mitleidenschaft gezogen wird. Derartige Anfälle können bis zu 30 Sekunden andauern. Oftmals treten sie in der Phase des Erwachens auf; wenn sie noch im Schlaf auftreten, ist ihr Verlauf in aller Regel sehr mild. Es kommt dabei häufig nur zu einem kurzen Strecken des Kopfes und einem Öffnen der Augen, ohne dass der Betroffene dies bemerkt, da er in aller Regel einfach weiter schläft. Bemerkt werden solche nachts auftretenden tonischen Anfälle nur dann, wenn eine Anspannung der Brust- oder Bauchmuskulatur in einem gepressten Schrei resultieren. Tonische Anfälle treten jedoch auch während des Wachseins auf, beispielsweise während des Gehens oder Stehens. Ist dies der Fall, können die dadurch ausgelösten plötzlichen Stürze zu ernsthaften Verletzungen führen.

Tonisch-klonische Anfälle

Diese Art der generalisierten Anfälle tritt am häufigsten von allen Formen auf und wird noch oft nach ihrer alten Bezeichnung als ‚*Grand-Mal-Anfall*' benannt. Die tonisch-klonischen Anfälle zählen zu den intensivsten Formen der epileptischen Anfälle, indem der Verlust des Bewusstseins, eine Versteifung des Körpers, Zittern und ein unkontrollierter Harn- und Stuhlabgang erfolgen.
Bei vielen Patienten kündigt sich der Anfall durch ein als eigenartig erlebtes Vorgefühl oder einen Schrei (Initialschrei) an, aber in den meisten Fällen verlieren die Betroffenen das Bewusstsein ohne die geringste Vorankündigung. Wenn die Betroffenen zur Zeit des Anfalls stehen, fallen sie zu Boden, woraus sich ein großes Verletzungsrisiko ergibt. Zunächst tritt dann das tonische Stadium mit seiner typischen Muskelspannung ein. Dabei kommt es zu einer Verkrampfung sämtlicher Muskeln des Gesichtes, des Halses und des Rumpfes.
Diese Phase des Anfalls dauert in etwa 10 bis 30 Sekunden. Ihr folgt die so genannte *klonische Phase*, in der die typischen Zuckungen auftreten, die unkoordiniert den gesamten Körper befallen können, aber verstärkt am Kopf, sowie den Armen und Beinen auftreten. Die Dauer dieser Phase beträgt in etwa 40 bis 60 Sekunden. Bei dieser Anfallsart zeigt sich gerade zu Beginn eines Anfalls oftmals ein Atemstillstand, der in den folgenden Stadien in eine verlangsamte und erschwerte Atmung übergeht. Typisch ist auch das Auftreten

von schaumigem Speichel. Dieser kann durch Blut rötlich verfärbt sein, wenn sich der Betroffenen während eines Anfalls auf die Zunge gebissen hat, was häufig am seitlichen Zungenrand geschieht. Das Gesicht nimmt eine blasse, später eine leicht bis stark blaue Färbung an. Die für diese Anfallsart typische tiefe Bewusstlosigkeit geht in den späteren Phasen in einen tiefen Schlaf über. Die Dauer dieses Schlafes ist von Patient zu Patient unterschiedlich, kann aber unter Umständen mehrere Stunden lang anhalten. Ist diese Phase des Schlafes sehr kurz, tritt mitunter ein Zustand der Verwirrtheit ein, der mit Bewegungsunruhe, dem Nichterkennen von Personen und Orten und dem Drang, ziellos zu laufen, einhergehen kann.

Generalisierte tonisch-klonische Anfälle sind nicht auf ein bestimmtes Alter beschränkt. Zudem treten sie nicht immer rein, sondern oft auch in Kombination mit anderen Anfallsformen auf. Auch die Häufigkeit der Anfälle ist sehr unterschiedlich: Sie können täglich auftreten, es können zwischen zwei Anfällen aber auch Monate oder Jahre vergehen.

Atonische Anfälle

Im Gegensatz zu den tonischen Anfällen, bei denen es ja zu einer Versteifung der Muskulatur kommt, tritt bei den atonischen Anfällen eine Verminderung der Muskelspannung auf. Als Folge davon kommt es zu einem Herabsinken des Kopfes und des Unterkiefers. Auch der restliche Körper kann betroffen sein und einknicken. Der Verlust der Muskelkraft kann soweit gehen, dass alle Haltemuskeln des Körpers versagen und der Betroffene im wahrsten Sinne des Wortes in sich zusammensackt. Bei sehr milden Ausprägungen kommt es lediglich zu einem Absacken des Kopfes und einem Einknicken der Beine. Mitunter tritt auch ein kurzer Verlust des Bewusstseins auf. In aller Regel stehen die Betroffenen jedoch sofort selbst wieder auf. Durch den Verlust der Muskelkraft kann es beim Fallen zu Verletzungen kommen. Dauern die atonischen Anfälle jedoch länger an, kann es zu einem langsamen, phasenweisen Absacken des Körpers kommen. Ebenso häufig tritt jedoch auch der sofortige

Fall auf. Der Patient kann dabei absolut bewegungslos (akinetisch) auf dem Boden verharren, oder dieser Phase der Bewegungslosigkeit geht eine Phase der Muskelzuckungen voraus.

Ursachen von Epilepsie

Eigentlich ist es erschreckend, dass bei etwa sieben von zehn Betroffenen keine Ursache für ihre Epilepsie gefunden wird. Man spricht in diesen Fällen von einer *kryptogenen*, also verborgenen Ursache. Demzufolge wird nur bei ca. 30 % aller Epilepsie-Kranken aufgedeckt, warum sie von dieser Erkrankung betroffen sind.
Die Ursachen, die zu einer Fehlfunktion des Gehirns führen, können sehr unterschiedlich sein, was verständlicherweise die Ursachenforschung mitunter so schwierig macht. Hierzu gehören unter anderem Hirntumore, Durchblutungsstörungen, Gefäßmissbildungen wie Aneurysmen, Stoffwechselstörungen, Sauerstoffmangel oder Kopfverletzungen während der Geburt, Unfälle, die zu schweren Kopfverletzungen führen, sowie Gehirninfektionen, die durch verschiedene Erreger wie u. a. Borrelien, Meningokokken, Herpes, und FSME-Viren ausgelöst werden können. Bei älteren Menschen entsteht die Epilepsie in den meisten Fällen durch Schlaganfälle oder Demenz.

Genetische Ursachen

In einigen Fällen wird die Epilepsie durch eine genetische Veranlagung begünstigt, wobei die Epilepsie im engeren Sinne nicht als Erbkrankheit gilt. Bisher konnte jedenfalls noch kein ‚Epilepsie-Gen' isoliert werden. So geht man derzeit davon aus, dass lediglich die Neigung zur Epilepsie vererbbar ist und nicht die Krankheit als solche. Innerhalb einer Familie gibt es in den meisten Fällen kein klares Vererbungsmuster der Epilepsie, sodass es im Vergleich zur allgemeinen Bevölkerung nur ein leicht erhöhtes Erkrankungsrisiko unter nahen Verwandten geben soll. Und wenn man schließlich davon ausgeht, dass die genetische Vorbelastung derzeit bei nur etwa 5 % bis 10 % der Betroffenen nachgewiesen werden konnte, scheinen andere Einflüsse doch wesentlich gravierender zu sein als die genetische Komponente.

Umweltschadstoffe

Wendet man sich den Einflüssen der Umweltschadstoffe zu, so scheinen diese eine wesentlich größere Rolle bei der Krankheitsentstehung zu spielen. Hier sind in erster Linie Schwermetalle wie Quecksilber, Blei, Aluminium und Cadmium zu nennen, die zu Funktionsstörungen des Gehirns führen können. Zum Leidwesen der Betroffenen wird dieser Aspekt in der Schulmedizin allerdings fast nie berücksichtigt.

Ernährung

Ebenso wenig wie die Umweltschadstoffe werden oftmals auch die ernährungsspezifischen Faktoren nicht berücksichtigt, die ebenfalls begünstigend auf die Epilepsie einwirken können.
Dass die Ernährung einen nicht zu unterschätzenden Einfluss auf die Entstehung der Epilepsie haben kann, zeigt sich anhand mehrerer Aspekte. Während durch einen intensiven Konsum von Alkohol, Kaffee und des künstlichen Süßstoff Aspartam das Auftreten der epileptischen Anfälle begünstigt werden kann, wird hingegen durch die Einhaltung einer sogenannten *ketogenen Diät* erreicht, daß sich die Anfallshäufigkeit in vielen Fällen stark reduzieren lässt. Auch das plötzliche Absetzen von bestimmten Nahrungsmitteln, die man über einen längeren Zeitraum intensiv konsumiert hat, kann epileptische Anfälle auslösen. Dieser Zusammenhang ist besonders von Alkohol und Koffein bekannt. Immer häufiger wird der künstliche Süßstoff Aspartam im Kontext mit Epilepsien erwähnt. Wenn dieser Süßstoff in großen Mengen konsumiert wird, soll er insbesondere bei Kindern zu epileptischen Anfällen führen. Dieser Verdacht wird durch Beobachtungen gestützt, die in der Zeit von 1999 bis 2007 auf Hawaii gemacht werden konnten. Durch die Arbeit der dort ansäs-

sigen Epilepsiestiftung kam man zu der Überzeugung, dass durch eine Anreicherung von Medikamenten mit Aspartam signifikant erhöhte Fälle von Epilepsie entstanden. Überraschende Informationen zum Thema lassen sich finden, wenn man die Begriffe „epilepsie studie aspartam" in seine Suchmaschine eintippt. Besonders auffällig dabei sind hingegen meines Erachtens nach aber besonders die Suchergebnisse, die versuchen, ein konträres Bild gegenüber der Negativ- Presse bezüglich der Gefährlichkeit von Aspartam zu zeichnen. 2 große deutsche Magazine tun Vorbehalte gegenüber Aspartam gar als Verschwörungstheorie ab und degradieren alle Bedenkenträger als verrückt gewordene Verschwörungstheoretiker, wider jeder unabhängig belegbaren Studie. Wessen Interessen diese gezielten Gegenkampagnen dienlich sein könnten, bleibt zu vermuten. Auch wenn Sie meinen, möglicherweise gar kein Aspartam zu verzehren, so sollten Sie sicherheitshalber das Kleingedruckte auf den Verpackungen Ihrer Lebensmittel lesen. Denn Aspartam wird auch unter anderem als NutraSweet, Canderel, E951 und Assugrin bezeichnet. Dass Aspartam bzw. dessen Abkömmlinge alles andere als gesund sind, wurde sogar durch die amerikanische Zulassungsbehörde für Lebensmittel und Medikamente veröffentlicht. Demnach sind nämlich fast 100 Symptome dokumentiert, die mit einem Aspartamverzehr in Verbindung stehen können wie beispielsweise Gewichtszunahme, Haarausfall, Schwindel und Chronische Müdigkeit. Da Aspartam in der Augennetzhaut zu Formaldehyd umgewandelt werden kann, kann der Aspartamverzehr sogar zu Erblindungen führen.

Inzwischen steht Aspartam auch im Verdacht, das Golfsyndrom (mit-)verursacht zu haben, durch das viele Soldaten nach der Rückkehr aus dem Golfkrieg schwer erkrankten. Man vermutet, dass ein zu hoher Konsum von Limonaden aus Getränkedosen zu den vielfältigen gesundheitlichen Problemen geführt hat. Berichten zufolge lagen die Limonadendosen zu lange in der Sonne, sodass durch die extreme Hitze das darin enthaltene Aspartam zerfiel. Das nun entstandene Formaldehyd in Kombination mit dem Methylalkohol machte möglicherweise die Limonade zu hochtoxischen Getränken. Im Übrigen stand Aspartam noch bis Mitte der 1970-er Jahre auf einer CIA-Liste, um es als ein mögliches biochemisches Mittel im Kriegsfall einzusetzen. Denn ursprünglich wurde Aspartam nicht als Süßungsmittel entdeckt, sondern als ein Kampfmittel. Auch wenn dies die Aspartamhersteller nicht gerne hören – Experten gehen davon aus, dass Aspartam eines der gefährlichsten Zusatzstoffe ist, welcher jemals zugelassen wurde.

Doch damit sind wir noch lange nicht am Ende der Einflussmöglichkeiten von Nahrungsmitteln auf epileptische Anfälle. Denn grundsätzlich kann eigentlich jedes Lebensmittel – vorausgesetzt es wird vom Körper nicht toleriert – Anfälle verursachen oder diese verschlimmern. Zu den häufigsten Triggern gehören Weizen, Zucker, Milchprodukte und Soja. So kann bei einigen Patienten allein schon der Verzicht auf unverträgliche Lebensmittel zu einer deutlichen Reduzierung der Anfälle führen. Bei Kindern macht man immer wieder erstaunliche Beobachtungen, dass sich ihr Gesundheitszustand verbessert, wenn sie insbesondere auf Zucker verzichten. Doch zusätzlich zu den bereits erwähnten häufigsten Triggern gibt es noch diverse andere Lebensmittel, die sich ungünstig auf die Epilepsie auswirken können. Dabei geht es nicht in erster Linie um klassische Allergien, sondern vielmehr um Intoleranzen, die durch IgG-Tests oder spezifische Tests auf Substanzen wie Laktose, Fructose, Gluten und Histamin aufgedeckt werden können. Besonders Gluten wird im Zusammenhang mit Epilepsien mittlerweile öfters erwähnt.

Umweltschadstoffe als eine Ursache von Epilepsie

Umweltschadstoffe spielen bei vielen Erkrankungen eine wesentlich größere Rolle als dies vielfach bekannt ist. Zum Leidwesen der Betroffenen wird somit in vielen Fällen die tatsächliche Ursache ihrer Krankheit nicht gefunden. Wenn man bedenkt, dass bei Epilepsie nur bei einem Bruchteil der Patienten eine Ursache entdeckt wird, gibt dies Anlass zum Nachdenken. Geht es nach der Vorstellung von Umweltmedizinern, so wird häufig eine Epilepsie aufgrund von Schadstoffen ausgelöst. Und genau diese Mediziner sind es auch, die sich schon lange darin einig sind, dass sehr viele unserer heutigen Zivilisationserkrankungen in Verbindungen mit Schadstoffbelastungen stehen.

Dabei ist es egal, wie die Krankheit heißt: ob Epilepsie, Schizophrenie, Neurose, Psychose, Morbus Crohn, Colitis ulcerosa, Schilddrüsenerkrankungen, Migräne, Rheuma, Multiple Sklerose, Chronische Müdigkeit, Nahrungsmittelunverträglichkeiten, Neurodermitis, Depressionen, Fibromyalgie, chronische Candida-Infektion, Schuppenflechte oder auch Krebs. In vielen Fällen sind die daran erkrankten Personen mit Schadstoffen belastet, ohne es zu wissen. Denn die Schulmedizin sieht diese Zusammenhänge nicht und sucht folglich nicht nach möglichen Schadstoffen.
Umweltgifte können den gesamten Organismus und die Biochemie des Gehirns beeinträchtigen, sodass Störungen unterschiedlicher Art auftreten. So kann man unter umweltmedizinischen Gesichtspunkten auch bei vielen epileptisch erkrankten Menschen davon ausgehen, dass Schwermetalle wie Quecksilber, Palladium, Cadmium, Nickel und Blei zu einer Entstehung beitragen oder diese Krankheit sogar auslösen können. Aber auch weitere Umweltgifte wie Holzschutzmittel, Chlor, pharmazeutische Medikamente, Schimmelpilze, Pestizide, Autoabgase, Fluorid, Bisphenol A (BPA) und polychlorierte Biphenyle können die Erkrankung vorantreiben. Umweltgifte siedeln sich in diversen Organen wie dem Gehirn, dem Darm, der Schilddrüse, Bauchspeicheldrüse, den Knochen und

Nervenzellen an. Sie können den gesamten Stoffwechsel so stark beeinträchtigen, dass verschiedene Prozesse nicht mehr reibungslos vonstatten gehen, und auch die Gehirnfunktionen beeinträchtigt werden. So wird auch bei vielen epileptisch erkrankten Personen immer wieder ein Zusammenhang mit Schwermetallen oder anderen Schadstoffen beobachtet, was die Notwendigkeit zeigt, dass bei der Diagnostik auch ein Blick auf eine möglicherweise vorhandene Schadstoffbelastung geworfen werden sollte. Wird dieser Verdacht bestätigt, so ist für eine erfolgreiche Behandlung der Epilepsie auch eine Schadstoffausleitung erforderlich.

Der Vollständigkeit halber möchte ich an dieser Stelle auch darauf hinweisen, dass diese Vergiftung eine Ursache sein kann, aber nicht muss. Denn natürlich entsteht Epilepsie auch aufgrund ganz anderer Ursachen. Aber genau dies gilt es abzuklären, und eine Abklärung einer möglichen Schadstoffbelastung gehört heutzutage leider nicht zum Standarduntersuchungsprogramm, das ist das Traurige unseres desolaten Gesundheitswesens, das inzwischen leider zu einem regelrechten „Gesundheitsmarkt" transformiert wurde.
Während das Thema der Schadstoffbelastungen in der herkömmlichen Medizin am liebsten gar nicht stattfindet, ignoriert oder belächelt wird, gibt es für Umweltmediziner und naturheilkundlich orientierte Therapeuten gar keinen Zweifel mehr an dem Einfluss von Schadstoffen auf die Gesundheit. Viele Studien und Erfahrungsberichte existieren hierüber – sie sind der Öffentlichkeit leider oftmals nicht bekannt. Und in vielen Fällen kommt es erst dann zu deutlichen gesundheitlichen Verbesserungen, wenn die Erkenntnisse von Vergiftung und Entgiftung in die ganzheitlichen Therapiekonzepte einfließen.

Für die Betroffenen stellt die Beseitigung der Schadstoffe oft einen regelrechten Befreiungsschlag mit einer unvorstellbaren Verbesserung der gesamten Lebensqualität dar. Denn häufig treten bei einer chronischen Schadstoffbelastung noch diverse weitere Symptome auf, die sich durch die Entgiftung deutlich verbessern. Leider ist der

Weg bis dahin meistens sehr lang und nicht in wenigen Monaten erledigt. Dass wir mittlerweile von unendlich vielen Schadstoffen umgeben sind, ist kein Geheimnis mehr. Aber dennoch ist vielen Menschen das gewaltige Ausmaß dieser Belastungen mit schädlichen Stoffen nicht bewusst. Oder man verdrängt es nach dem Motto ‚dann kann ich ja gar nichts mehr essen und nichts mehr unternehmen'. Ganz so schlimm ist es natürlich nicht, man muss nur wissen, wo die Gefahrenquellen lauern.

Und diese fangen schon im eigenen Körper durch Zahnmetalle wie Amalgamfüllungen und metallhaltige Kronen und Brücken an. In den eigenen vier Wänden geht es munter weiter: Holzschutzmittel, Lösungsmittel in Wandfarben, Formaldehyd in Möbeln, diverse Schadstoffe einschließlich Medikamentenrückständen im Trinkwasser, Aluminium aus Deos, Weichmacher in Plastiktrinkflaschen, Lösungsmittel in Kinderspielzeug, chemische Zusatzstoffe in Lebensmitteln und Kosmetikartikeln, Herbizide wie Glyphosat in Trinkwasser und Bier usw. Dem menschlichen Körper werden mittlerweile unvorstellbar viele chemische Substanzen zugemutet, die er aufgrund seiner genetischen Ausstattung überhaupt nicht von alleine wieder ausscheiden kann. Die Weltgesundheitsorganisation (WHO) erklärte jetzt auf Grund einer Studie, dass einige Produkte des täglichen Gebrauchs im Verdacht stehen, in uns Krebs auslösen zu können. Zu den besagten Produkten zählen beispielsweise Babypuppen, Babyschnuller, Gummihandschuhe und Kondome. Die WHO veröffentlichte die Ergebnisse der Untersuchung im Fachjournal „The Lancet". Grund ist die krebserregende Chemikalie MBT (Mercaptobenzothiazol), welche oft in Produkten aus Gummi enthalten ist. Experten aus acht Ländern auf der ganzen Welt trafen sich jetzt in Frankreich, um darüber zu diskutieren, ob MBT in die „Enzyklopädie der Karzinogene" aufgenommen werden sollte. Die Wissenschaftler konnten feststellen, dass es genügend Beweise für eine krebserregende Wirkung von MBT gibt, erklären die Forscher.
Übel kann einem werden, wenn man bedenkt, dass die allgemein bekannten Schadstoffe vermutlich nur die Spitze des Eisberges sind.

Amalgam und Epilepsie

Bei vielen Betroffenen spielt das Quecksilber aus Amalgamfüllungen eine zentrale Rolle. Dieser Zusammenhang ist kein neuer, aber trotzdem ein nur wenig bekannter. Das Thema ‚Amalgam' wird seit vielen Jahren sehr kontrovers diskutiert. Dabei gelingt es den Amalgambefürwortern immer wieder, der Bevölkerung die angebliche Ungefährlichkeit dieses hochtoxischen Zahnmaterials vorzugaukeln. Auch die Vereinigung amerikanischer Zahnärzte schlägt argumentativ eifrig in diese Kerbe, indem sie offiziell die Meinung vertritt, Amalgam wäre unschädlich. Bedenklich ist allerdings, dass genau diese Zahnärzte durchaus anerkennen, dass das im Amalgam enthaltene Quecksilber außerhalb des Mundes schädlich ist. Wo ist da der Unterschied? Ein zerplatztes Fieberthermometer oder eine zerschlagene Energiesparlampe ist aufgrund der freiwerdenden Quecksilberdämpfe hochtoxisch, aber im Mund richtet dieses Gift keinen Schaden an?

Geht es nach der Schulmedizin, so ist Amalgam ein harmloser Zahnfüllstoff, der bedenkenlos und in unbegrenzter Höhe in die Zähne vieler Millionen Menschen eingesetzt werden kann. Doch geht es immer noch nach der Schulmedizin, so darf schwangeren Frauen kein Amalgam eingesetzt werden, und das bei Patienten heraus gebohrte Amalgam müssen Zahnarztpraxen als Sondermüll deklarieren. Komisch, dass man diesen Sondermüll aber angeblich so gefahrlos zeitlebens mit sich herumtragen kann. Nein, so einfach ist das nicht und soll glauben, wer nicht aufgeklärt werden möchte. Amalgam ist ein Zahnersatzstoff, der es in sich hat. Auch wenn die allermeisten Zahnärzte immer noch gebetsmühlenartig behaupten, wie harmlos Amalgam doch sei, entspricht dies einer Farce für jeden Menschen, der selbst eine chronische Amalgamvergiftung erlebt und überlebt hat. Denn Amalgam besteht zu über 50 % aus dem hochgiftigen Quecksilber und vergiftet auf Dauer jeden menschlichen Organismus in einem schleichenden Prozess. Hinzu kommt, dass das Amalgam weitere schädliche Substanzen enthält wie Blei,

Zinn, Silber, Kupfer und Zink. Auch Brücken und Inlays enthalten häufig Anteile dieser krankmachenden Inhaltsstoffe. Insbesondere das Palladium (auch als Spargold bezeichnet) ist ein gefürchteter Bestandteil von Zahnersatz, da es als noch toxischer gilt als das Quecksilber und außerdem auch noch schwieriger auszuleiten ist.
Dass diese Schwermetalle unzweifelhaft an Erkrankungen des Gehirns beteiligt sein können, steht für Umweltmediziner und Toxikologen außer Frage. Für sie steht fest, dass das ins Gehirn gelangte Quecksilber zu erheblichen gesundheitlichen Problemen führen kann – wie beispielsweise zu epileptischen Anfällen oder neurologischen Erkrankungen.

Und allein schon die Tatsache, dass Patienten, die von unterschiedlichsten Erkrankungen betroffen sind, von deutlichen Verbesserungen ihrer gesundheitlichen Probleme berichten, sobald die Schwermetalle entfernt wurden, untermauert den offensichtlichen Zusammenhang zwischen einer Schwermetallbelastung und zahlreichen Erkrankungen.
Allein das Quecksilber gilt als so gefährlich, dass es zu den giftigsten Substanzen zählt, die unser Planet überhaupt zur Verfügung hat. Bereits 0,2 bis 1 g Quecksilber im Blut sind tödlich. Da muss die Frage möglich sein, wie es erlaubt sein kann, dass Amalgamträger – finanziert durch die Krankenkassen - häufig ein Vielfaches dieser Menge in ihrem Mund herumtragen dürfen?
Bereits 12 Stunden nach dem Einsetzen der Amalgamfüllungen ist das Quecksilber in allen Körperorganen angelangt. Und auch vor dem Gehirn macht es nicht Halt, weil es in der Lage ist, die Blut-Hirn-Schranke zu durchdringen. Doch damit nicht genug, denn durch ständigen Abrieb bedingt durch Kaugummikauen, heiße Speisen und Getränke sowie Zähneknirschen wird der Körper Tag für Tag mit weiteren Quecksilbermengen versorgt. Der Körper wird somit ständig weiter vergiftet, indem das Gift über den Verdauungstrakt in den Organismus befördert wird. Irgendwann läuft das Fass aufgrund dieser systemischen Vergiftung quasi über mit der Folge, dass chronische Erkrankungen entstehen. Und je nach individueller

Schwachstelle hat jeder Körper bevorzugte Organe, die die Schadstoffe besonders stark anziehen. Das Fatale ist, dass das im Körper geparkte Quecksilber ohne Hilfe von außen den Körper zu Lebzeiten kaum noch verlassen kann, da die Halbwertzeit des Quecksilbers erschreckend hoch ist.

Auch wer selbst keine Amalgamfüllungen im Mund trägt, ist vor einer Quecksilberbelastung nicht sicher. Denn mittlerweile sind bekanntermaßen viele Nahrungsmittel und insbesondere Fischbestände ebenfalls quecksilberbelastet, sodass man auch seine Ernährungsgewohnheiten überdenken sollte.
Sie meinen, Sie sind trotzdem noch auf der sicheren Seite und haben keine Quecksilberbelastung? Oder Sie wundern sich, dass Sie Quecksilber im Körper haben, und können sich nicht erklären, woher dieses kommen soll? Oder sie fragen sich, wieso Ihr Kind Epilepsie aufgrund einer Quecksilbervergiftung haben könnte?
Nun, die Antwort ist sehr einfach und voller Brisanz: Quecksilber ist leider plazentagängig, sodass eine amgalgamtragende Mutter das Gift auf ihr ungeborenes Kind überträgt. Wenn man diesen Zusammenhang kennt, verwundert es nicht mehr, dass so viele Kinder an Epilepsie erkranken. ***Zellversuche haben gezeigt, dass Amalgam mehrfach toxischer ist als andere Schwermetalle und 100- bis 800-fach giftiger als die giftigsten Kunststoffbestandteile. In den 90er-Jahren ergaben Studien mehrerer nordischer Länder, dass ein Drittel der Gesamtkosten des Gesundheitssystems vermeidbar wären, wenn in der Zahnmedizin kein Amalgam mehr zum Einsatz käme.***[3] Der besorgte Leser sollte jetzt jedoch keinesfalls in blinden Aktionismus verfallen um sein Amalgam schnellstmöglich und nur irgendwie loszuwerden. Die Amalgamentfernung bedarf einiger wichtiger Schutzmaßnahmen, die unbedingt beachtet werden müssen, um eine Quecksilberaufnahme während des Herausbohrens zu vermeiden. Experten vermuten, dass viele Menschen erst

---

3 Dr. Med. Joachim Mutter „Lass Dich nicht vergiften" Gräfe und Unzer ISBN 978-3-8338-2499-9

durch das übliche ungeschützte Entfernen oder Auswechseln von Amalgamfüllungen erkranken. Nasenmaske und Kofferdam sind nur einige notwendige Utensilien, die ihrem Zahnarzt bei der Amalgamentfernung nicht fremd sein sollten.
Informieren Sie sich hierzu ausführlich bei einem umweltmedizinischen Zahnarzt. Einen Umwelt-Zahnmediziner in Ihrer Nähe finden Sie im Internet unter www.deguz.de.

Auch weiterführende Lektüre zu diesem Thema lege ich Ihnen absolut ans Herz, z.B. „Lass Dich nicht vergiften" von Dr. Med. Joachim Mutter (ISBN 9783833824999) oder auch „Entgiften von A bis Z" von Sigrid Nesterenko,
(erhältlich im Internet auf www.entgiften.ersa-verlag.de).
Erfahren Sie, wo Giftstoffe lauern und wie diese Ihre Gesundheit beeinflussen. Sie erhalten praktische Lösungsmöglichkeiten, wie Sie sich erfolgreich von belastenden Schadstoffen befreien können. Und sollten Sie noch nicht wissen, ob in Ihrem Körper Schadstoffe die Ursache für Ihre Erkrankung sind, so erfahren Sie in diesem Buch auch, wie Sie die Schadstoffbelastung feststellen können.
Dabei werden viele Methoden vorgestellt, die man zuhause selbst durchführen kann, aber auch die wichtigsten Entgiftungstherapien, die bei einer schweren chronischen Vergiftung nur von erfahrenen Therapeuten durchgeführt werden dürfen. Denn eine umfangreiche Amalgamentfernung in Kombination mit einer ganzheitlichen Entgiftung ist ein komplizierter Vorgang, der in professionelle Hände gehört.

Epilepsie in Kombination mit psychischen Erkrankungen

Epilepsie kommt selten allein – so oder ähnlich könnte man die Tatsache formulieren, dass auffallend häufig eine Kombination von Epilepsie und psychischen Erkrankungen auftritt. Besonders häufig tritt die Epilepsie im Zusammenhang mit Depressionen auf. Während fast jeder dritte Epilepsie-Patient zusätzlich an Depressionen erkrankt, sind bis zu 20 % von Angst- und Panikstörungen betroffen und ca. 8 % von einer Psychose.
Warum diese Kombination von Epilepsie und psychischen Erkrankungen so häufig auftritt, erklären Experten damit, dass diesen Krankheiten sehr ähnliche Mechanismen im Gehirn zugrunde liegen. Besonders oft wird der Zusammenhang zwischen der Temporallappenepilepsie und psychischen Erkrankungen beobachtet, was darauf zurückgeführt wird, dass hier der Regelkreis gestört ist, der für die Emotionen zuständig ist. Dies führt insbesondere zu einer Kombination von Epilepsie und Depression.

Kritiker dieser Annahme verweisen darauf, dass Depressionen möglicherweise aufgrund der Epilepsie entstehen könnten. Dem stehen jedoch Erkenntnisse entgegen, die aus der Umweltmedizin resultieren. Denn weil Schadstoffe im Gehirn zu vielfältigen Funktionsstörungen führen können, äußern sich Schadstoffbelastungen oftmals auch durch psychische Erkrankungen. Allen voran sind dies Depressionen, die allein durch das Entfernen und Ausleiten der Schadstoffe zurückgehen können.
Leider wird – wie bereits mehrfach erwähnt – der umweltmedizinische Aspekt bezüglich der Epilepsie kaum berücksichtigt. Dies gilt für psychische Erkrankungen gleichermaßen, sodass diese Patienten meistens von ihrer chronischen Vergiftung nichts erfahren und stattdessen mit Psychopharmaka versorgt werden. Eine schadstoffbedingte psychische Erkrankung lässt sich allerdings auf diese Weise nicht erfolgreich heilen.

Epilepsie im Alter

Ging man früher davon aus, dass Epilepsie hauptsächlich bei Kindern auftritt, weiß man heute, dass die Epilepsie ab einem Alter von 60 Jahren ebenso häufig auftritt wie in den ersten 10 Lebensjahren. Neuste Erkenntnisse gehen sogar soweit, dass die Senioren mittlerweile die am schnellsten wachsende Bevölkerungsgruppe mit Epilepsie-Kranken sein soll. Dennoch ist es in der Öffentlichkeit immer noch eher unbekannt, dass Epilepsie zu den häufigsten Krankheiten bei älteren Menschen zählt.
Wenn die Epilepsie erstmals im fortgeschrittenen Alter auftritt, wird sie als *Altersepilepsie* bezeichnet. Leider ist es nicht immer auf den ersten Blick auszumachen, wenn eine Altersepilepsie besteht. Denn die Symptome zeigen sich relativ allgemein und werden oft mit anderen Krankheiten gleichgesetzt oder auf das Alter an sich bezogen. Kopf- oder Muskelschmerzen sind hier vorrangig zu nennen. Da dies Symptome für viele Krankheiten sind, würde man nicht direkt eine Epilepsie dahinter vermuten. Daher kann es häufig vorkommen, dass die Epilepsie im Alter erst sehr spät erkannt wird.

Weitere Anzeichen für eine noch unerkannte Epilepsie im Alter sind Gedächtnisstörungen, länger anhaltende Verwirrtheit, Schwindelgefühl, Bewusstseinstrübungen, vermehrte Stürze, Übelkeit oder ein allgemeines Unwohlsein. Auch auftretende Bewegungen, die sich permanent wiederholen (z. B. ständiges Händereiben) können auf eine noch unerkannte Epilepsie hindeuten. Viele Auffälligkeiten werden auch vorschnell auf psychische oder physische Probleme im Zusammenhang mit dem Älterwerden zurückgeführt, anstatt dass sie von Anfang an als epileptische Anfälle diagnostiziert werden.
Erst seitdem zunehmend bekannt geworden ist, dass Epilepsie eben nicht nur eine Krankheit ist, die im frühen Kindesalter oder bei jungen Menschen beginnt, wird sie bei älteren Menschen mittlerweile frühzeitiger diagnostiziert. Überwiegend handelt es sich bei der Altersepilepsie um eine Folge von Grunderkrankungen, die von bestimmten Hirnregionen ausgehen. In der Medizin heißen diese

Erscheinungen *symptomatische Epilepsien mit fokalem Ursprung*. In der Mehrzahl aller Fälle tritt die Altersepilepsie nach Schlaganfällen auf. Da hier die Gehirnregionen sehr in Mitleidenschaft gezogen werden, rühren auch die Anfälle von der Zerstörung von Hirngewebe her oder entstehen, wenn einzelne Hirnbereiche funktionsfähig sind und andere nicht. In den Randzonen treten dann die Anfälle auf. Die Demenz ist neben einem Schlaganfall ein weiterer Auslöser für Anfälle im höheren Lebensalter. Die Reduktion des Hirngewebes zum Beispiel, in Folge von Alzheimer, kann hier bezeichnend sein. Darüber hinaus sind es auch kardiovaskuläre Erkrankungen, die zur Epilepsie führen können.

Aber nicht immer muss das Gehirn alleine verantwortlich für die Entstehung der Altersepilepsie sein. Auch die inneren Organe, wie Leber- und Nieren, können bei bestehender Krankheit zu den epileptischen Anfällen führen. Wenn der Stoffwechsel durch diese Krankheiten gestört ist, können sich die Abbauprodukte des Stoffwechsels im Gehirn ansammeln und werden nicht, wie vorgesehen, ausgeschieden. Diese Ablagerungen können dann einen Anfall auslösen. Weiterhin zählen eine Schilddrüsenunterfunktion und eine nicht gut behandelte Zuckererkrankung zu den Auslösern für die Altersepilepsie.

Eine weitere Ursache sind Tumorerkrankungen des Gehirns. Insbesondere Lungen-, Brust- oder Hautkrebs streuen bis in das Gehirn und können dort zu Fehlfunktionen führen. Neben diesen diversen krankheitsbedingten Auslösern einer Epilepsie kann auch die Einnahme von bestimmten Medikamenten Anfälle hervorrufen. Gerade Antidepressiva in hoher Dosierung oder aber das Medikament *Theophyllin*, das bei Atemproblemen eingesetzt wird, können Anfälle auslösen. Bei älteren Menschen gehören regelmäßige Arztbesuche zum Alltag. Wer an Epilepsie erkrankt ist, für den ist eine intensive ärztliche Betreuung unerlässlich. Dabei ist es wichtig, dass sich der Epilepsie-Kranke immer offen über neue Beobachtungen an sich berichtet und nichts verschweigt.

Sinnvoll ist es, wenn ein Angehöriger oder ein Mitarbeiter des Pflegepersonals mit zum Arzt geht, um auch seine wahrgenommenen Veränderungen an der Person mitzuteilen. Denn oftmals denken ältere Menschen, neue oder ungewohnte Erscheinungen gehören zum Alter oder sind Nebenwirkungen der Medikamente, die sie einnehmen und behalten dann Auffälligkeiten für sich. Aber nur eine genaue Diagnose kann hier Aufschluss bringen, und dazu benötigt der Arzt Informationen.
Besonders wenn es schon einmal zu einem Anfall gekommen ist, sollte der Patient ausführliche Angaben machen. Auch wenn ihm der Anfall als solcher nicht bewusst war, kann er die ungewöhnliche Situation schildern. Wenn jemand während eines Anfalls anwesend war, sollte diese Person auch beim Arzt anwesend sein.

Die Epilepsie ist schon für Menschen jüngeren Alters schwer zu akzeptieren. Doch für ältere Menschen ist diese Erkrankung häufig noch mit viel mehr Scham und Unsicherheit behaftet als bei jüngeren Epilepsie-Patienten. Bei ihnen spielt Scham oft eine sehr große Rolle, sodass sie unbedingt vermeiden wollen, dass Außenstehende einen Anfall miterleben. Da sie eine große Angst vor Anfällen in der Öffentlichkeit haben, ziehen sie sich immer weiter aus der Gesellschaft zurück. Einladungen werden nicht mehr angenommen, und gutgemeinte Besuche von alten Freunden werden abgelehnt. So ist für viele Senioren eine Epilepsie der Beginn von Isolation und Einsamkeit. Sie schotten sich aufgrund der Erkrankung immer mehr ab und nehmen kaum noch an gesellschaftlichen Ereignissen teil. Hinzu kommt oftmals, dass sie keinen Führerschein mehr besitzen oder sich wegen der Epilepsie das Autofahren nicht mehr zutrauen und somit in ihrer Mobilität stark eingeschränkt sind.
Umso wichtiger ist es, dass die älteren Menschen in dieser Situation Bezugspersonen haben, die sich um ihr Wohlergehen kümmern. Hier geht es aber nicht nur um die sozialen Kontakte und die allgemeine Fürsorge, sondern auch um die Kontrolle der regelmäßigen Medikamenteneinnahme. Da viele Senioren aufgrund anderer Krankheiten diverse Tabletten einnehmen müssen, sind sie häufig

überfordert und müssen bei der Medikamenteneinnahme betreut werden. Besonders gilt dies, wenn eine beginnende Demenz vorhanden ist und die Tabletteneinnahme immer wieder vergessen oder durcheinander gebracht wird. Man kennt dies beispielsweise von demenzerkrankten Diabetikern, die sich die Insulinspritzen sozusagen nach Lust und Laune verabreichen, weil sie völlig überfordert sind.
Erschwerend kommt hinzu, dass in vielen Fällen aufgrund möglicher Wechsel- und Nebenwirkungen zeitliche Abstände zwischen verschiedenen Präparaten eingehalten werden müssen. Wenn ein Pflegedienst eingeschaltet ist, kontrolliert dieser die regelmäßige Medikamenteneinnahme und informiert auch den behandelnden Arzt, wenn ein weiteres Rezept erforderlich ist.

Bei der Wahl der Antiepileptika gilt es zu berücksichtigen, dass ein älterer Mensch einem langsameren Stoffwechsel unterliegt als junge Menschen. Dies kann dazu führen, dass die Wirksamkeit der Antiepileptika beeinflusst wird, und schon geringe Dosierungen ausreichend sind. Allerdings ist dies von Mensch zu Mensch unterschiedlich, und es kann auch möglich sein, dass der Stoffwechsel die Wirkstoffe schneller verarbeitet und somit eine höhere Dosierung nötig wird als bei gleichaltrigen Patienten.
Ein wichtiger Aspekt ist auch die Überwachung möglicher Nebenwirkungen der medikamentösen Epilepsiebehandlung. Aus langjähriger Erfahrung ist bekannt, dass einige Antiepileptika zu einem Benommenheitsgefühl führen können und sich somit auch das Risiko für Stürze erheblich erhöht. Da im Alter die Knochendichte deutlich abnimmt, bergen Stürze eine ganz besonders große Gefahr, dass es zu komplizierten Knochenbrüchen kommt. So ist es oftmals sinnvoll, Kombipräparate aus Calcium und Vitamin D3 einzunehmen. Stürze können auch zu Blutungen im Gehirn führen und somit zu einer lebensbedrohlichen Gefahr werden.
Die medikamentöse Behandlung der Altersepilepsie gilt als weitaus komplizierter und weniger erfolgversprechend als bei jungen Epilepsie-Kranken. Therapien, die bei jungen Menschen große Erfol-

ge zeigen, können bei Senioren fast wirkungslos bleiben. Als besonders erschwerend gelten die diversen Begleiterkrankungen, die viele ältere Menschen zusätzlich zur Epilepsie aufweisen. Da diese medikamentös behandelt werden müssen, bringt dies die Gefahr von Wechselwirkungen mit sich. Auch die Tatsache, dass die Senioren sehr unterschiedlich auf die Medikamente ansprechen, macht es so schwierig, eine erfolgreiche Behandlung zu finden. Während manche empfindlicher auf Nebenwirkungen reagieren als andere, aber die Anfälle ausbleiben, bekommen andere Patienten trotz einer regelmäßigen Medikamenteneinnahme und Verträglichkeit der Präparate immer noch regelmäßige Anfälle.

Durch die Epilepsie ist in der Regel eine wesentlich intensivere Betreuung des älteren Menschen erforderlich. Dies geht meistens soweit, dass auch diverse Einschnitte in der bisherigen Selbständigkeit notwendig werden. Die meisten älteren Menschen haben verständlicherweise den Wunsch, so lange wie möglich im eigenen Zuhause zu leben. Durch eine Epilepsie wird die Erfüllung dieses Wunsches deutlich erschwert, aber nicht grundsätzlich unmöglich gemacht. Je nach Anfallsausprägung und Wohnsituation kann durch diverse Vorsichtsmaßnahmen dafür gesorgt werden, dass in vielen Fällen die Betreuung zuhause möglich wird.
Doch meist geht dies nicht, ohne auf Hilfe von außen angewiesen zu sein. Und genau das kann zu einem Knackpunkt werden und zu Unstimmigkeiten zwischen den betreuenden Familienangehörigen und dem zu versorgenden Senior führen, denn niemand möchte gerne seine Eigenständigkeit und Selbstbestimmtheit in die Hände anderer Menschen abgeben. Das ist allzu verständlich, wenn man etwa 70 Jahre lang ein sehr selbstständiger Mensch war und nun schrittweise seine Eigenständigkeit aufgeben muss.

Wenn durch die körperlichen Einschränkungen immer mehr Hilfe von anderen Menschen erforderlich wird, tun sich also viele Senioren sehr schwer, diese anzunehmen. Oftmals behaupten sie beharrlich, dass sie alles noch alleine schaffen, auch wenn dies bei Weitem nicht so ist. Für die Angehörigen entsteht die Situation, dass sie ihre hilfsbedürftigen Senioren immer mehr in ihrer Eigenständigkeit einschränken müssen, um diese vor möglichen epilepsiebedingten Gefahren zu schützen. Sicherlich kommt es hier und da auch zur Überfürsorge seitens der Angehörigen. Umgekehrt gibt es auch immer wieder Familienkonstellationen, die eine intensive Betreuung nicht zulassen oder wo die Bedürftigkeit der Senioren nicht gesehen wird. Für alle Beteiligten sind dies meistens sehr anstrengende Zeiten.

Und so wird es in Phasen dieser Umstellung so manche heiße Diskussionen geben. Das können banale Dinge sein wie ‚warum der 40 Jahre alte Stolperteppich entfernt wird, obwohl man doch noch nie darüber gefallen ist'. Und es wird Diskussionen geben, ‚warum jetzt das Essen auf Rädern bestellt werden muss, und das Kochen auf dem eigenen Herd nicht mehr möglich ist'. Und es wird heiß diskutiert, ‚warum jetzt ein Duschstuhl erforderlich ist und das Duschen im Stehen zu viele Risiken birgt'. Dies alles ist in vielen Fällen eine Endlosschleife, die die Angehörigen erfahren werden und bei denen sie gute Nerven, Geduld und Beharrlichkeit beweisen müssen.
Sicherlich darf man in diesen Momenten auch nicht vergessen, dass einige Angehörige zuviel Beschützerinstinkt entwickeln und ihren erkrankten Senior aus lauter Fürsorge heraus viel mehr Aufgaben abnehmen als es vielleicht notwendig wäre. Denn es gibt auch einige ältere Menschen, die bis auf die Epilepsie noch bei guter Gesundheit sind, deren geistigen Fähigkeiten in keiner Weise eingeschränkt sind und die in der Lage sind, noch ein sehr selbstständiges Leben zu führen.
Wenn die Angehörigen aufgrund hoher Belastungen im eigenen Alltag nicht so intensiv für den Anderen da sein können wie es die Situation erforderlich macht, müssen sie sich umso mehr Gedanken machen, wie sie die notwendige Hilfe organisieren und finanzieren können. Hilfsangebote gibt es reichlich. Vom häuslichen Pflegedienst bis zu einem Seniorendienst ist die Auswahl sehr groß. Leider gibt es aber immer weniger ehrenamtliche Menschen, die sich in

der Altenpflege und der Betreuung von älteren Menschen engagieren, so dass es fast immer auch eine Kostenfrage ist, welche Unterstützung von außen genutzt werden kann.

Aber auch bei jüngeren Betroffenen kann es zu Lebenssituationen kommen, die ein betreutes Wohnen oder den Umzug in ein Pflegeheim unumgänglich machen. Dies ist für jüngere Menschen natürlich besonders schlimm, da das Zusammenleben mit älteren Generationen, insbesondere in Pflegeheimen, nicht immer gewünscht ist. Wer wegen seiner Epilepsie nicht mehr selbstständig seinen Alltag verrichten kann, trotz aller Vorsichtsmaßnahmen, kann sein Leben aber durch eine professionelle Betreuung enorm erleichtern. Das „Betreute Wohnen" (z.B. das der Caritas) ist im Gegensatz zum Pflegeheim sicherlich die bessere Alternative. Leider sieht es in der Praxis oft so aus, dass die Einrichtungen des betreuten Wohnens nur begrenzte räumliche Kapazitäten aufweisen, was nicht selten zu Absagen führt und für Frust bei den Betroffenen sorgt. Sicherlich spielt auch der finanzielle Aspekt eine nicht unwesentliche Rolle. Nicht wenige Menschen fallen in der Realität jedoch durch das soziale Gitter, woraus prekäre Situationen resultieren können.

Epilepsie im Kindesalter

Neben den Senioren sind es insbesondere Kinder, die an Epilepsie erkranken. Man führt dies darauf zurück, dass das kindliche Gehirn noch nicht ausgereift ist und somit auch anfälliger für Störungen ist. Neugeborene und hier besonders die Frühchen sind gegenüber den epileptischen Anfällen sehr empfindlich. Bei Kindern kann man eine Einteilung nach Altersstufen vornehmen, um die Epilepsie besser beschreiben zu können. Die Frühgeborenen leiden bei Epilepsie an akuter Atemnot. Neugeborene zeigen ungewöhnliche und regelmäßige Augen-, Arm- und Fußbewegungen, und sie zucken und blinzeln in verstärktem oder außergewöhnlichem Maß. Wenn eine angeborene Hirnschädigung vorliegt, dann tritt das so genannte *West-Syndrom* auf. Es zeigen sich Blitzkrämpfe der Arme und des Kopfes. Das Kind nickt dann immerzu mit dem Kopf. Auch eine Versteifung von Rumpf und Armen ist ein Anzeichen für diese Kinderepilepsie. Bei Kleinkindern ist ein sehr hohes Fieber eine Ursache für einen Krampfanfall. Auch bei Kleinkindern bekannt ist das *Lennox-Gastaut-Syndrom*, bei dem das Kind unerwartet stürzt, dabei die Muskulatur verkrampft und auch ungewöhnliche Laute von sich gibt.

Bei Kindern ist die *Rolando-Epilepsie* die häufigste Form. Diese Epilepsie tritt überwiegend nachts auf und macht sich durch Krämpfe und Kribbeln im Gesicht bemerkbar. Ein stark ansteigender Speichelfluss ist ebenfalls typisch. Meistens bleibt es bei diesem einen Anfall. Allerdings kann es auch in seltenen Fällen mehrmals zu Anfällen hintereinander kommen, oder aber das Kind erleidet einen Anfall im Abstand von mehreren Wochen oder Monaten.

Auch beobachtet werden mehrere Anfälle innerhalb von 24 Stunden, worauf wieder sehr lange, anfallsfreie Zeiten folgen. Pauschalisieren kann man also die Dauer nicht, allgemein gilt aber, dass die Rolands-Epilepsie nicht dauerhaft bestehen bleiben muss. Diese Epilepsieform tritt zwischen dem 3. und 13. Lebensjahr auf und kann ihren Höhepunkt im Alter zwischen 4 und 8 Jahren erreichen. Meistens gehen fieberhafte Infekte einem Anfall voraus.

Die *Absence-Epilepsie* kann man auch mit einer plötzlichen, geistigen Abwesenheit vergleichen. Für mehrere Sekunden ist das Kind dann wie von Sinnen oder in einer anderen Welt. Es dreht dabei die Augen nach oben und ist nicht mehr ansprechbar. Dabei verhaart es in einem Zustand, den man ‚wie in Trance' bezeichnen kann.

Jugendliche mit Epilepsie zeigen am Morgen die Zeichen der Epilepsie mit Muskelzuckungen oder aber durch einen großen Krampfanfall, auch *Aufwach-Epilepsie* genannt.

Wenn sich die epileptischen Anfälle häufen, kann das zu Störungen in der geistigen Entwicklung führen. Die Beeinträchtigung der Sprache oder aber des Lernvermögens können mögliche Spätfolgen sein. Wenn ein angeborener Hirnschaden vorliegt, so wird die Epilepsie das Kind wohl das ganze Leben hindurch begleiten,

was natürlich sehr tragisch ist. Bei allen anderen Ausprägungen verschwindet die Epilepsie sehr oft spätestens nach der Pubertät, und die Jugendlichen bleiben anfallsfrei.
Bei der Epilepsie besteht immer eine große Verwechslungsgefahr mit anderen Krankheiten, da es nicht *das* spezifische Symptom schlechthin gibt. So können Neugeborene auch epilepsieähnliche Reaktionen zeigen, die allerdings auf Hunger, Blähungen und Schmerzen zurückzuführen sein können. Auch die so genannten ‚Schreibabys' verkrampfen sich gelegentlich, insbesondere dann, wenn sie unter dem *KISS-Syndrom* leiden, einer Fehlstellung der Halswirbelsäule, die durch Druck auf den Kopf des Kindes bei dem Geburtsvorgang entstanden ist. Auch wenn das Kind das Atmen vergisst, kann es zu einer sehr kurzen Bewusstlosigkeit kommen und einem Krampf, aber mit dem erneuten Einatmen ist dann alles vorbei.
Bei Kindern ist die Diagnose immer sehr sorgfältig abzuklären. Infektionen oder Schädigungen des Gehirns oder der Hirnhäute müssen ausgeschlossen werden, um sicher zu gehen, dass keine andere Erkrankung übersehen wird. Daher sind ausführliche Untersuchungen in einer Kinderklinik sehr angeraten. Eltern sollten Beobachtungen, die ihnen negativ auffallen, immer unverzüglich dem Kinderarzt mitteilen und auch bei seltsamen Vorgängen lieber einmal zuviel, als einmal zu wenig den Arzt aufsuchen.

Wird schließlich eine Epilepsie diagnostiziert, müssen auch die Eltern erst lernen, mit der Krankheit umzugehen. Viele Fragen beschäftigen Vater und Mutter, denn verständlicherweise sind sie in großer Sorge um die Gesundheit ihres Kindes. Sie suchen nach Informationen zur Krankheit, müssen wissen, wie sie sich bei einem Anfall verhalten und wie die Medikation und deren Nebenwirkungen aussehen. Beratung und Unterstützung, gute Ärzte und Behandlungsmöglichkeiten stehen ebenso im Vordergrund.
Vor allen Dingen aber sollten die Eltern das Kind stärken und dürfen nicht selbst in eine Rolle aus Scham und Minderwertigkeitsgefühl fallen. Denn die Angst vor der Außenwelt wird möglicherweise

zunehmen, und daher sollten auch Eltern an ihrem Verhalten arbeiten und dürfen nicht in Depression, Angst oder Überfürsorge verfallen. Wie bereits erwähnt, ist Epilepsie eine weit verbreitete Krankheit, die gut zu behandeln ist. Aber dennoch muss in vielen Situationen mit Widerstand von intoleranten oder nichtwissenden Menschen gerechnet werden. Dies gilt insbesondere für die Zeiten im Kindergarten und in der Schule. Leider läßt sich vorherrschende Dummheit und Ignoranz nicht verbieten, verschwenden Sie also so wenig Zeit wie möglich mit solch unliebsamen Zeitgenossen.

Die Behandlung der Epilepsie bei Kindern erfolgt im Wesentlichen durch Medikamente, auch neurochirurgische Eingriffe können vorkommen. Aber die Erfolgsquote der Antiepileptika liegt sehr hoch, mit immerhin 70 Prozent. Gute Behandlungsaussichten verspricht bei Kindern die Ernährungsumstellung auf die sogenannte ‚Ketogene Diät', die im Kapitel ‚Behandlungsmöglichkeiten' vorgestellt wird. Das Ziel einer erfolgreichen Behandlung sollte vorrangig die Verbesserung der Lebensqualität sein. Es ist darüber hinaus aber auch wichtig, dass den Kindern die Furcht vor weiteren Anfällen genommen wird. Möglicherweise ist es angezeigt, das Behandlungskonzept durch psychotherapeutische Maßnahmen zu ergänzen. Hierdurch kann die Selbstkontrolle bei Epilepsie erlernt werden, und das eigene Selbstwertgefühl wird gestärkt.

Wie wird eine Epilepsie diagnostiziert?

Sobald ein Anfall erstmalig auftritt, ist es wichtig, eine umfangreiche Diagnostik durchzuführen. Bevor entsprechende apparategestützte Untersuchungen eingesetzt werden, erstellt der Arzt eine sorgfältige Anamnese. Hierfür ist es wichtig, dass der Arzt möglichst viele Informationen erhält, die den Anfall betreffen. Hauptsächlich interessiert ihn, wie der Anfall ausgeprägt war und was passierte, bevor der Anfall begann. Hilfreich sind nicht nur die Beschreibungen des Anfalls durch den Betroffenen selbst, sondern auch die Beobachtungen von einer anderen anwesenden Person. Um ein umfängliches Bild über den gesamten Gesundheitszustand zu erhalten, wird der Arzt auch nach anderen Erkrankungen fragen. Insbesondere erkundigt er sich nach möglichen Krankheiten, die mit dem Nervensystem in Verbindung stehen oder die eine symptomatische Epilepsie auslösen können. Hierzu zählen neben Unfällen mit einem Schädel-Hirn-Trauma und Erkrankungen des Zentralnervensystems oder des Gehirns durch Schwangerschafts- bzw. Geburtsprobleme, die möglicherweise mit einem Sauerstoffmangel einhergingen.

Je umfangreicher die Informationen sind, die dem Arzt mitgeteilt werden, desto sicherer kann er eine Diagnose stellen und die Anfälle entsprechend einordnen. Denn nur so wird es dem Arzt ermöglicht, eine möglichst passende individuelle Behandlungsform festzulegen. Ergänzend zur Anamnese erfolgt anschließend eine umfassende körperliche Untersuchung, die überwiegend das Nervensystem berücksichtigt. Bei den neurologischen Untersuchungen wird der Arzt überprüfen, inwieweit Störungen des Gleichgewichts oder der Koordination vorliegen oder inwieweit Reflexe und Hirnnervenfunktionen beeinträchtigt sind. Um mögliche symptomatische epileptische Anfälle aufzudecken, wird anhand von Blutuntersuchungen festgestellt, ob eventuell eine Unterzuckerung (wegen Diabetes), eine Infektion oder eine Unterversorgung von Vitalstoffen vorliegt. Je nach individuellen Vorerkrankungen oder Verdachtsmomenten wird er die Blutuntersuchung noch um weitere Kompo-

nenten ausweiten. Wenn ein Verdacht auf eine Vergiftung besteht, sind sehr spezielle Verfahren notwendig, die in der Regel nur von erfahrenen Umweltmedizinern durchgeführt werden sollten. Allzu oft kommt es bei chronischen Vergiftungen zu Fehldiagnosen, weil unzuverlässige oder nicht angezeigte Untersuchungsmethoden angewandt werden. Als die wichtigste Methode, um eine Epilepsie zu diagnostizieren, gilt eine EEG-Untersuchung, durch die der Arzt anhand der Messung der Hirnströme klären kann, ob ein erhöhtes Anfallsrisiko besteht. Während des EEG werden die elektrischen Aktivitäten der Gehirnnervenzellen aufgezeichnet.
Dabei wird häufig nicht nur das so genannte Routine-Wach-EEG eingesetzt, sondern auch das Kurzzeit-Schlaf-EEG. Wenn eine Epilepsie vorliegt, sind in der Regel Veränderungen im normalen Muster der Gehirnwellen zu erkennen, auch wenn gerade kein akuter Anfall stattfindet. In Einzelfällen wird der Arzt versuchen, einen Anfall zu provozieren, indem er beispielsweise den Patienten auffordert, unmittelbar vor dem Untersuchungstag nur sehr wenig zu schlafen.

Nicht immer liefert ein EEG die gewünschten zuverlässigen Ergebnisse. Denn insbesondere bei Kindern kommt es immer wieder vor, dass trotz einer Epilepsie ein völlig unauffälliges EEG erstellt wird. Umgekehrt kann es auch passieren, dass ein auffälliges EEG entsteht, aber doch nicht unbedingt eine Epilepsie vorliegt. In Zweifelsfällen sollten mehrere EEG durchgeführt werden bis ein zuverlässiger Befund erstellt werden kann. Unterstützend werden auch Videoaufzeichnungen herangezogen, was sich gerade bei einem akuten Anfallsgeschehen als sehr wertvoll erweist. Um der Epilepsie zugrunde liegende Hirnschäden zu diagnostizieren, bedient man sich modernster bildgebender Verfahren. Dazu zählen die Computertomographie (CT) als auch die Magnet-Resonanz-Tomographie (MRT). Meistens wird das MRT dem CT vorgezogen.
Die *Magnetresonanztomographie* wird auch als *NMR* oder *Kernspintomographie* bezeichnet und wird seit den 1980-er Jahren zu diagnostischen Zwecken eingesetzt. Mit dem MRT werden Schnittbilder des menschlichen Körpers angefertigt. Hierfür werden keine Rönt-

genstrahlen benötigt, sondern Radiowellen und ein starkes Magnetfeld. Anwender des MRT-Verfahrens schätzen die hohe Qualität der Weichteildarstellung. Patienten mit Metallen im Körper, wie beispielsweise künstlichen Gelenken, müssen ihren behandelnden Arzt unbedingt auf ihre Metalle hinweisen. Denn aufgrund der intensiven Magnetfelder kann es zu unerwünschten Nebenwirkungen kommen, sodass die Durchführung des MRT-Verfahrens dann eine Einzelfallentscheidung ist.
Nach der Überprüfung der Symptome und der durch das EEG oder das MRT gewonnenen Erkenntnisse, wird versucht, die genaue Art der Epilepsie, das sogenannte *Epilepsie-Syndrom*, festzustellen. Unter einem Epilepsie-Syndrom versteht die Medizin eine Einheit von Faktoren, die das spezifische Erscheinungsbild der Erkrankung ausmachen. Dazu zählen die Anfallsform, das Lebensalter beim Beginn der Epilepsie, die Ursache der Epilepsie, der EEG-Befund und die Prognose, d. h. die wahrscheinliche zukünftige Entwicklung der Krankheit. Dies geschieht auf Grundlage der ILAE-Klassifikation (ILAE = Internationale Liga gegen Epilepsie).
In Einzelfällen kommt es auch noch zu weiteren diagnostischen Verfahren. Und erst wenn alle erforderlichen Untersuchungsmethoden einschließlich einer umfangreichen Anamnese vorliegen, kann eine zuverlässige Diagnose entsprechend der ILAE-Klassifikation gestellt werden.

Die Diagnose – und was jetzt?

Fast jeder, der von seinem Arzt eine zunächst niederschmetternd klingende Nachricht erhält, wird sich auch niedergeschmettert fühlen. Man ist wie vor den Kopf getroffen, versteht womöglich gar nicht, wovon der Arzt eigentlich spricht und ahnt die Ausmaße seiner Erkrankung nicht mal ansatzweise. Wie auch, wenn man sich bis zum heutigen Tag noch nie mit Epilepsie auseinandersetzen musste? Man fühlt sich schlichtweg überfordert und ziemlich allein gelassen in der Welt, in der nur Gesundheit, Fitness, Leistung und Schönheit zählen. In einer Welt, in der man von Problemen am

liebsten gar nichts hören möchte, und Krankheiten am besten gar nicht existieren. Erst recht keine Epilepsie, denn die wirkt auf viele Menschen immer noch angsteinflößend und bizarr. Zunächst steht man der Diagnose möglicherweise kritisch gegenüber, zweifelt sie an und will sie nicht wahrhaben. Diese Situation wird von dem Unbehagen begleitet, dass man sich mit dieser mysteriösen Erkrankung ziemlich allein gelassen fühlt und nur wenige Menschen hat, mit denen man sich nun austauschen kann.
Aber sobald der Moment gekommen ist, in dem man realisiert hat, dass man sich mit der Krankheit aktiv auseinandersetzen muss, um seine Lebensqualität oder die des betroffenen Familienangehörigen möglichst zu verbessern, entstehen täglich neue Fragen wie beispielsweise:

- Wie wird die Epilepsie mein Leben verändern?
- Kann ich weiterhin meine Berufstätigkeit ausüben?
- Kann ich Sport treiben und falls ja, welche Sportart?
- Kann ich noch Auto fahren?
- Vertrage ich die verordneten Medikamente, und welche Nebenwirkungen können auftreten?
- Wie wird mein Umfeld mit der Erkrankung umgehen – meine Familie, Arbeitskollegen und Freunde?
- Wie wird sich die Erkrankung zukünftig entwickeln, wird sie sich verbessern oder verschlimmern?
- Was wird aus mir, wenn sich mein Partner nicht mehr um mich kümmern kann? Wenn das Kind betroffen ist: Wer kümmert sich darum, wenn die Eltern dies nicht mehr können?
- Was ist die Ursache meiner Epilepsie?
- Welche Chancen bestehen, durch Medikamente anfallsfrei zu werden?
- Gibt es Warnzeichen, die schon im Vorfeld den bevorstehenden Anfall ankündigen?

Damit man nicht allein mit all seinen Fragen steht, ist es für viele Patienten sehr hilfreich, sich von außen unterstützen zu lassen.

Dies kann in Form von einer Teilnahme an einer Selbsthilfegruppe sein oder auch durch Gespräche mit dem behandelnden Arzt. Die wichtigste Basis bildet meistens die Familie. Steht diese jedoch nicht zur Verfügung, um den nötigen Rückhalt zu leisten, bitten Sie Ihre wirklich guten Freunde um Hilfe.

Folgen und Risiken der Epilepsie

Die Risiken, die mit einer Epilepsie einhergehen können, sind äußerst vielfältig:

Verletzungen

Durch die Muskelkontraktionen, die während des Anfalls auftreten, kann es zu Verletzungen wie Wirbelbrüchen kommen, die durch extreme Anspannungen der Rückenmuskulatur entstehen. Auch Schnitt-, Biss- und Risswunden können im Zusammenhang mit einem Anfall auftreten.

Hinfallen

Durch den epileptischen Anfall besteht eine extrem erhöhte Sturzgefahr. Je nachdem, wo und bei welcher Tätigkeit man sich zur Zeit des Anfalls befindet (z. B. im Badezimmer, am Arbeitsplatz, auf einer Leiter), können die Stürze zu schweren anfallsbedingten Verletzungen führen. Hierbei kann es nicht nur zu Knochenbrüchen kommen, sondern auch zu Kopfverletzungen, die sich fatalerweise auch noch ungünstig auf die weitere Entwicklung der Epilepsie auswirken können.

Autounfall

Einen epileptischen Anfall während einer Autofahrt zu bekommen, ist eines der am meisten gefürchteten Risiken bei Epilepsie-Patienten. Durch den Verlust des Bewusstseins ist es nicht mehr möglich, das Auto zu steuern, sodass es für die Betroffenen besondere Auflagen gibt, wenn es um das Fahren von Autos geht. Lesen Sie hierzu das Kapitel ‚Teilnahme am Straßenverkehr'.

Schwimmen

Epilepsie-Patienten tragen ein um 15 Mal höheres Risiko, durch einen Anfall beim Schwimmen zu ertrinken als gesunde Menschen. Grundsätzlich sollten man Wassersportarten nur unter bestimmten Vorsichtsmaßnahmen durchführen. Lesen Sie hierzu das Kapitel ‚Sport bei Epilepsie'.

Schwangerschaft

Die Kombination von Epilepsie und Schwangerschaft kann eine Gefahr für die Mutter als auch das ungeborene Baby bedeuten. Die werdende Mutter muss während der Schwangerschaft intensiv betreut werden, was auch eine eventuelle Anpassung der Medikamente mit einschließt. Am besten ist es, wenn bereits vor der Schwangerschaft mit dem behandelnden Arzt über den vorhandenen Kinderwunsch gesprochen wird, um rechtzeitig entsprechende Vorsorgemaßnahmen ergreifen zu können. Besonders das Problem, dass bestimmte Antiepileptika das Risiko von Geburtsschäden erhöhen können, sollte dann im Vorfeld bereits erörtert werden. Desweiteren stellen auch die Krampfanfälle, die während der Schwangerschaft auftreten, eine erhöhte Gefahr für Mutter und Kind dar. Nichtsdestotrotz ist es möglich, als epileptische Frau eine problemlose Schwangerschaft zu durchlaufen und ein ganz gesundes Baby zur Welt zu bringen.

Gehirnschäden

Durch eine erhöhte Ausschüttung von Neurotransmittern während eines Anfalls kann es in Einzelfällen zu Gehirnschäden kommen.

Erhöhtes Sterberisiko

Epilepsie-Kranke tragen ein grundsätzlich erhöhtes Risiko, bereits in jungen Jahren zu sterben, was auf die direkten oder indirekten Anfallsfolgen zurückzuführen ist. Aber auch die Grunderkrankungen wie unter anderem Herz-Kreislauferkrankungen und Tumorerkrankungen können zum vorzeitigen Tod führen. Im Alter von 20 bis 45 Jahren ist *SUDEP* die häufigste Todesursache bei Epilepsie-Kranken. Hierbei handelt es sich um einen plötzlichen unerklärlichen Tod aufgrund der Epilepsie, bei dem es keinen Hinweis auf einen Anfall gibt. Patienten, deren Epilepsie nur sehr unzureichend medizinisch überwacht wird, tragen ein erhöhtes Risiko, einen plötzlichen unerklärlichen Tod aufgrund der Epilepsie (SUDEP) zu erleiden.

Die Wahrscheinlichkeit eines SUDEP steigt, je jünger der Patient ist. Auch Epilepsien, die aufgrund nachweisbarer Gehirnveränderungen auftreten, können als Risikofaktoren angesehen werden.
Eine niedrige Konzentration des eingenommenen Medikamentes scheint ebenso die Gefahr eines SUDEP zu erhöhen, sowie auch das Auftreten generalisierter tonisch-klonischer Anfälle und während des Schlafes auftretende Anfälle. Genaue Zahlen der Sterblichkeitsrate aufgrund von Epilepsie liegen für den deutschen Raum nicht vor. Für Großbritannien geht man von ca. 1.000 Personen aus, die pro Jahr an den Folgen einer Epilepsie sterben. In den meisten dieser Fälle liegt ein SUDEP vor.

Insbesondere soll dies die Patienten betreffen, deren Anfälle keine entsprechende Behandlung erfahren und die von generalisierten tonisch-klonischen Anfällen betroffen sind. Nicht zu unterschätzen ist auch die erhöhte Selbstmordrate bei Epilepsie-Kranken. Nicht selten ist die Epilepsie mit Depressionen kombiniert, was zu einem erhöhten Selbstmordrisiko führt. Man geht davon aus, dass ca. 30 % der Epilepsie-Kranken gleichzeitig unter Depressionen leiden, aber nur die wenigsten von ihnen adäquat behandelt werden.

Status epilepticus

Ein *Status epilepticus* ist ein extrem lang andauernder epileptischer Anfall. Auch eine Serie von Anfällen wird so bezeichnet, wenn zwischen den einzelnen Anfällen der Ausgangszustand nicht wieder erreicht wird. Diese extremen Anfälle können grundsätzlich bei allen Epilepsieformen entstehen, sie treten jedoch gehäuft bei dem sogenannten *Dravet-Syndrom* auf. Wird ein Status epilepticus nicht behandelt, kann er sogar tagelang anhalten. Abhängig von der Ausprägung dieser Anfälle kann es zu schweren Schäden kommen, die auch lebensbedrohliche Ausmaße annehmen können.

Behandlungsmöglichkeiten

Sobald die Epilepsie diagnostiziert wird, ist es wichtig, dass baldmöglichst eine umfangreiche Behandlung erfolgt. Auch wenn die Ausprägung der Anfälle nur sehr mild verläuft, kann es erforderlich sein, die Epilepsie zu behandeln. Dies ist insbesondere deswegen notwendig, weil die Anfälle jederzeit auch während der Ausübung von Aktivitäten auftreten können. Wenn man also einen Anfall während des Autofahrens oder Fahrradfahrens erfährt, kann dies gefährliche Ausmaße annehmen. War es bis vor einigen Jahren in vielen Fällen nicht möglich, durch eine umfangreiche medizinische Versorgung für ein weitestgehend normales Leben ohne größere Einschränkungen bei Epilepsie-Patienten zu sorgen, so hat sich zur Freude der Betroffenen mittlerweile viel Positives entwickelt. Die Behandlungsmöglichkeiten sind heutzutage sehr vielfältig und haben grundsätzlich alle das gleiche Ziel, nämlich dass eine Anfallsfreiheit erreicht werden soll. Dabei sollen die Nebenwirkungen so gering wie möglich bleiben oder sogar ganz ausgeschlossen werden, sodass es weder zu geistigen noch körperlichen Beeinträchtigungen des Patienten kommt. Für Kinder gilt zudem, dass eine problemlose Entwicklung gewährleistet wird. Den Patienten sollten außerdem möglichst viele Freiheiten bleiben, damit sie eine Lebensform wählen können, die ihren Begabungen, Fähigkeiten und Interessen gerecht wird. Die Grundlage der Behandlung bildet zunächst die Diagnose, die möglichst immer die Suche nach der Ursache der Epilepsie beinhalten sollte. Falls keine Ursache identifiziert werden kann, oder sich die Ursache nicht beseitigen lässt (z. B. bei einem inoperablen Tumor oder bei Gefäßschädigungen) wird versucht, mithilfe von Medikamenten eine Anfallsfreiheit zu erreichen. Überhaupt besteht bei den meisten Epilepsie-Patienten die Basistherapie aus einer medikamentösen Behandlung.

Jeder Epilepsie-Patient muss als Einzelfall betrachtet werden. So sollte aufgrund der unterschiedlichen Epilepsieformen und Schwere der Erkrankungen unbedingt berücksichtigt werden, dass die gleiche Behandlung nicht bei jedem Patienten gleich gut wirksam ist. Bedacht werden müssen auch Faktoren wie die Ergebnisse des EEG, weitere neurologische Beeinträchtigungen, zusätzliche Grunderkrankungen und das Alter des Patienten. Das Behandlungskonzept umfasst heute jedoch auch Formen der Aufklärung und Beratung der Betroffenen und ihren Angehörigen. Dazu gehören das Führen eines Anfalltagebuches und Hilfen bei der Bewältigung von Schule, Beruf und Familie. Bei Kindern wächst sich die Epilepsie häufig mit der Pubertät aus, sodass viele von ihnen die berechtigte Hoffnung haben, eines Tages ohne eine weitere Therapie beschwerdefrei werden zu können.

Medikamentöse Behandlung

Als Basis der Epilepsietherapie wird immer noch die medikamentöse Behandlung gesehen, die allerdings immer mehr durch weitere Maßnahmen aus schulmedizinischen als auch komplementären Verfahren begleitet wird. Wenn pro Jahr mehr als zwei Anfälle auftreten, wird in der Regel eine medikamentöse Behandlung eingeleitet. Je nach Ausprägung der Epilepsie ist es notwendig, dass die Medikamente mindestens zwei Jahre lang eingenommen werden, in vielen Fällen ist eine lebenslange Einnahme erforderlich. Für die medikamentöse Behandlung stehen Präparate mit verschiedenen Wirkstoffen zur Verfügung, mit deren Hilfe es möglich ist, dass etwa 2/3 der Epilepsie-Patienten anfallsfrei werden. Trotz dieses Erfolges darf man nicht vergessen, dass die Medikamente zwar in vielen Fällen zu einer Anfallsfreiheit führen, aber die Krankheit als solche hierdurch nicht geheilt wird. Vielmehr werden die Anfälle vermieden, indem eine Unterdrückung des epileptischen Potentials unterhalb der Anfallsschwelle bewirkt wird. Ihre Wirksamkeit entfalten diese Medikamente, indem sie die Reizschwelle erhöhen und bestimmte Rezeptoren im Gehirn aktivieren. Zunächst wird der Arzt möglichst mit einem Wirkstoff mit einer relativ niedrigen Dosierung beginnen und diese langsam steigern bis die Anfälle gut kontrolliert sind.

Zwar führt bei etwa der Hälfte der medikamentös behandelten Patienten bereits das erste verabreichte Medikament zu Erfolgen, aber in den restlichen Fällen kann die Suche nach dem individuell am wirksamsten Medikament eine längere Zeit in Anspruch nehmen. Hierbei geht es immer darum, den effektivsten Wirkstoff als auch die richtige Dosis herauszufinden. Lassen sich die Anfälle trotz einer bestimmten Dosierung nicht unter Kontrolle bringen, wird der Arzt wahrscheinlich versuchen, mit einer Kombination von zwei verschiedenen Substanzen einen besseren Behandlungserfolg zu erzielen.

Die Suche nach dem wirksamsten Präparat gestaltet sich meistens dann besonders schwierig, wenn aufgrund weiterer Erkrankungen noch zusätzliche Medikamente eingenommen werden müssen. Damit die Antiepileptika ihre volle Wirksamkeit entfalten können, ist es wichtig, dass der jeweilige Wirkstoff einen bestimmten Level im Körper erreicht und dieser kontinuierlich beibehalten wird. Dabei sollte das Niveau so hoch sein, dass Anfälle verhindert werden, aber gleichzeitig nicht derart gravierende Nebenwirkungen auftreten, die zu einer großen Beeinträchtigung im Alltag führen. Somit ist es wichtig, dass man den Anweisungen des Arztes unbedingt Folge leistet und die Medikamente diszipliniert und regelmäßig einnimmt. Schon die kleinsten zeitlichen oder mengenmäßigen Veränderungen können die Wirksamkeit der Antiepileptika ungünstig beeinflussen. Besonders gefährlich ist das plötzliche Beenden der Medikamenteneinnahme, denn hierdurch können schwere Anfälle provoziert werden, die mitunter sogar lebensgefährliche Ausmaße annehmen können. Um sich nicht unnötigen Risiken auszusetzen, ist es sinnvoll, dass man engmaschig vom behandelnden Arzt betreut wird. Hierzu gehört auch, dass man den Arzt sofort darüber informiert, sobald ungewöhnliche Veränderungen auftreten, die mit der Medikamenteneinnahme in Verbindung stehen könnten. Hiermit sind auch Auffälligkeiten gemeint, die das Gefühlsleben oder das Verhalten betreffen. Besonders wenn sich ungewöhnliche Stimmungsänderungen, Depressionen und Selbstmordgedanken auftun, sollte unverzüglich der behandelnde Arzt benachrichtigt werden.

Damit mögliche Nebenwirkungen nicht unnötig provoziert werden, sollte geklärt werden, inwieweit Substanzen wie Alkohol, Koffein und Nikotin negative Auswirkungen auf die Medikamenteneinnahme haben können. Wenn es aufgrund anderer Erkrankungen notwendig wird, weitere Medikamente einzunehmen, erkundigen Sie sich nach möglichen Wechselwirkungen. Fragen Sie Ihren Arzt, inwieweit Sie beispielsweise Präparate gegen Erkältungen und Grippe nehmen können, wenn Sie Antiepileptika einnehmen.
Wenn Ihr Arzt Ihnen ein anderes Antiepileptika als bisher verschreibt, beobachten Sie besonders in der Umstellungsphase die möglichen Auswirkungen auf Ihren Körper. So ist es ratsam, zunächst aufs Autofahren zu verzichten, bis Sie die Gewissheit erlangt haben, dass die neuen Medikamente Sie nicht in irgendeiner Weise im Straßenverkehr beeinflussen. Da viele Betroffene Angst vor langfristigen Nebenwirkungen der Antiepileptika und noch weitere Vorbehalte gegenüber den oft lebenslang einzunehmenden Medikamenten haben, gibt es einen großen Prozentsatz an Betroffenen, die eine medikamentöse Behandlung verweigern. Man schätzt, dass die Rate in etwa bei 50 % liegt.

Ist der Patient während einer Behandlung über einen Zeitraum von mindestens 2 Jahren ohne Anfall geblieben, kann unter Berücksichtigung des verbleibenden Risikos erwogen werden, die medikamentöse Therapie zu beenden. Dies geschieht jedoch nie abrupt, sondern man spricht in Fachkreisen von einer *ausschleichenden Therapie*. Darunter versteht man die schrittweise Verringerung der Medikamentendosis bis der Patient endlich ohne Medikamente auskommt. Interessant ist hier die Frage nach der Gefahr des Wiederauftretens von Anfällen, wenn die Medikamente abgesetzt sind. Zwar kann keine allgemeingültige Antwort auf diese Frage gegeben werden. Jedoch konnte festgestellt werden, dass es eine Chance von etwa 70 % gibt, dauerhaft von Anfällen befreit zu sein, wenn bestimmte Voraussetzungen gegeben sind. Dazu zählt beispielsweise, dass bereits eine Anfallsfreiheit von zwei bis fünf Jahren bestand. Zudem sollte nur ein Anfallstyp aufgetreten sein und ein normaler neurologischer Befund und eine normale Intelligenz vorliegen. Das EEG sollte zudem während der Therapie normale Werte erreicht haben.

Obwohl die Erfolgsquote einer medikamentösen Behandlung bei ca. 70 % liegt, ist es immerhin bei den anderen 30 % nicht möglich, trotz der allerbesten medikamentösen Versorgung die Anfälle unter Kontrolle zu bringen. Für diese Patienten ist es wichtig, weitere Behandlungsoptionen in Betracht zu ziehen, um ein möglichst ‚normales Leben' führen zu können.

Vagusnervstimulation

Seit einigen Jahren ist es möglich, Patienten, bei denen eine medikamentöse Behandlung erfolglos bleibt mit der *Vagusnervstimulation* zu behandeln. Hierbei geht es um die Stimulation des sogenannten Vagusnervs, der sich im Nacken befindet und der über eine unter die Haut implantierte Batterie in bestimmten Intervallen elektrisch gereizt wird (meist alle 5 Minuten über 30 Sekunden). Der Nerv leitet den Reiz ins Gehirn weiter, und die Anfallswahrscheinlichkeit wird herabgesetzt. Nebenwirkung dieser Behandlung können örtlich begrenzt auftretende Schmerzen sein, ebenso wie Missempfindungen, Halsschmerzen, Atemnot, Veränderungen der Stimmlage, Heiserkeit, Übelkeit und Durchfälle. Viele Patienten müssen trotz der Vagusnervstimulation weiterhin Antiepileptika einnehmen. Die Menge kann jedoch in manchen Fällen reduziert werden.

In der Wirksamkeit ist der Vagusnervstimulator vergleichbar mit antikonvulsiven (krampflösenden) Medikamenten. Bei Patienten mit fokalen Epilepsien wurde in Doppelblindstudien die Wirksamkeit des Vagusnervstimulators nachgewiesen. Auch für Patienten mit primär generalisierten Anfällen scheint die Vagusnervstimulation wirksam zu sein. Vollständige Anfallsfreiheit wird selten erreicht, eine Reduktion der Anfallshäufigkeit ist aber bei einem Drittel bis der Hälfte der behandelten Patienten möglich. Die Wirkung des Vagusnervstimulators tritt oft erst einige Monate nach der Implantation ein und kann häufig erst nach einem Jahr vollständig beurteilt werden.[4]

[4] https://de.wikipedia.org/wiki/Vagusnervstimulator#Anwendung_in_der_Epilepsiebehandlung

Epilepsiechirurgie

Obwohl heutzutage eine große Auswahl an erprobten Medikamenten zur Behandlung von Epilepsie besteht, kann doch mit ihrer Hilfe nicht in jedem Fall eine ausreichende Wirkung erzielt werden. In diesen Fällen wäre die benötigte Dosis zu hoch und die zu erwartenden Nebenwirkungen nicht tragbar. Bei einigen dieser Patienten kommt die Epilepsiechirurgie in Betracht, die das Auftreten von Anfällen heutzutage zu einem großen Prozentsatz unterbinden kann. Voraussetzung ist hier, dass eine eng begrenzte Gehirnregion lokalisiert werden kann, in der die Anfälle ihren Ursprung haben, und diese Hirnregion einem operativen Eingriff unterzogen werden kann. Voraussetzung ist in der Regel auch, dass keine Gehirnbereiche betroffen sind, die wichtige Funktionen wie Sehen, Sprechen und Hören beeinträchtigen könnten.

Aufgrund moderner Operationstechniken und besseren Möglichkeiten, die jeweils betroffenen Gehirnbereiche zu identifizieren, werden heutzutage wesentlich mehr erfolgreiche epilepsiebedingte Operationen durchgeführt als noch vor einigen Jahren. Die Wahrscheinlichkeit, nach einem solchen Eingriff ganz ohne Anfall zu bleiben, liegt heutzutage bei etwa 50 bis 80 %.

Zur Vorbereitung der Operation sind zahlreiche Tests von Nöten, die einerseits die betroffene Hirnregion genau lokalisieren sollen und andererseits helfen sollen, die möglichen Potenziale und Risiken abzuschätzen.

Grundsätzlich sollten die Methoden der Epilepsiechirurgie nur in Ausnahmefällen durchgeführt werden. Denn nach wie vor birgt eine Gehirnoperation immer auch gewisse Risiken wie beispielsweise das Auftreten von dauerhaften Einschränkungen der kognitiven Fähigkeiten. Und auch trotz einer Operation müssen viele Patienten weiterhin Antiepileptika einnahmen, wenngleich häufig die Dosierung reduziert werden kann. Die Epilepsiechirurgie kommt für etwa 5 bis 10 Prozent der Epilepsiepatienten infrage.

Ketogene Ernährung

Aufgrund der befürchteten Nebenwirkungen der Antiepileptika sind immer mehr Betroffene auf der Suche nach alternativen oder ergänzenden Behandlungsmethoden. Besonders die *ketogene Diät* macht immer mehr von sich reden, da durch sie besonders häufig Erfolge erzielt werden.

Überwiegend wird diese Ernährungsform bei Kindern eingesetzt, bei denen eine medikamentöse Behandlung erfolglos war. Aber auch Erwachsene, deren Krankheitsverlauf sehr schwer durch Medikamente behandelbar ist, können von der ketogenen Diät profitieren. Obwohl die ketogene Ernährung zu beachtlichen Verbesserungen der Epilepsie führt, gilt sie in der Schulmedizin noch immer als eine Außenseitermethode, die sich bisweilen im Gegensatz zu den USA in Deutschland nicht so etabliert hat, wie sie es eigentlich verdient hätte.

Die Erkenntnisse, dass die Ernährung bei der Epilepsiebehandlung eine entscheidende Rolle spielen kann, sind nicht neu. Denn bereits Anfang des 20. Jahrhunderts konnte beobachtet werden, dass Menschen, die unter Epilepsie litten, während des Fastens mehr und mehr anfallsfrei wurden. Auf Grundlage dieser Entdeckungen wurde im Jahr 1921 eine besondere Form der Ernährung entwickelt, die durch einen sehr hohen Fettgehalt und geringen Kohlenhydrat- und Eiweißanteil zur Erzeugung einer anhaltenden Stoffwechsellage mit überwiegender Fettverbrennung und Bildung von Ketonkörpern (Ketose) den biochemischen Effekt des Fastens imitiert. In Anlehnung an diese besondere Art des Stoffwechsels spricht man hier auch von der ketogenen Diät. Bei verschiedenen Formen der Epilepsie hat sich diese Ernährungsform als sehr effektiv erwiesen, wenngleich nicht alle Patienten gleich erfolgreich auf diese Methode ansprechen.
Bisherige Erfahrungen zeigen, dass etwa ein Drittel der Kinder, deren Epilepsie mit der ketogenen Diät behandelt wird, fast komplett

anfallsfrei werden. Bei einem weiteren Drittel kommt es zu einer deutlichen Reduzierung der Anfälle. Bei dem restlichen Drittel wird die Diät aufgrund von Nahrungsmittelunverträglichkeiten oder Nebenwirkungen dieser einseitigen Ernährung nicht langfristig beibehalten. Diesem Drittel gehören auch diejenigen Kinder an, die durch die ketogene Ernährung keine Anfallsreduzierung erreichen.

Nach bisherigen Erkenntnissen scheinen von allen Anfallstypen die myoklonischen und die atonischen Anfälle am besten auf die ketogene Ernährung anzusprechen. Weniger gut ist die Prognose bei generalisierten tonisch-klonischen und fokalen Anfällen. Am wenigsten lassen sich Absencen über eine Veränderung der Ernährung beeinflussen. Wenn die Ursache der Epilepsie in der Stoffwechselkrankheit GLUT1-Defekt liegt, besteht die Therapie grundsätzlich aus der ketogenen Diät. Immer öfter wird bei einer Epilepsie, deren Ursache nicht geklärt ist, das Vorliegen dieser Stoffwechselkrankheit überprüft, wenngleich diese GLUT1-Defekt-Epilepsieform als vergleichsweise selten gilt.

Noch immer ist der genaue Wirkmechanismus nicht eindeutig geklärt, wieso sich diese spezielle fettlastige Ernährungsform so günstig auf die Behandlung der Epilepsie auswirkt. Es klingt auch tatsächlich zunächst kaum nachvollziehbar: Wieso können epileptische Anfälle durch das Imitieren von Hunger und eine fettintensive Ernährung reduziert werden?

Man vermutet, dass der Wirkmechanismus besonders auf die Energiegewinnung und Fettverbrennung zurückzuführen ist. Normalerweise gewinnt unser Körper seine Energie aus Glukose, die wir aus der Nahrung erhalten. Der Körper speichert keine großen Glukosemengen, sodass wir immer wieder für Nachschub sorgen müssen. Tun wir dies nicht, nutzt der Körper eigene Reserven in Form von Fett. Wenn beispielsweise ein Kind 24 Stunden lang keine Nahrung erhält, verbraucht der Körper die gespeicherte Glukose. Sobald keine Glukose für die Energiegewinnung mehr zur Verfügung steht, beginnt der Körper, gespeichertes Fett zu verbrennen. Durch die ketogene Diät wird genau dieser Prozess aufrechterhalten, indem der Körper weiterhin Fett verbrennt. Dem Körper wird also quasi vorgespielt, dass er sich in einer Hungerperiode befindet und stetig Fett verbrennen muss. Es bleibt also ein Fastenzustand bestehen, ohne dass eine Gewichtsabnahme erfolgt. Durch diese Sondersituation entsteht eine sehr ungewöhnliche Stoffwechsellage für den Körper, die sich anscheinend sehr positiv auf die Epilepsie auswirkt.

Wie gesagt, besteht die Ernährung überwiegend aus Fett und sollte im Verhältnis von 4:1 stehen. Dies bedeutet, dass die Nahrung aus vier Anteilen Nahrungsfett zu einem Anteil von Kohlenhydraten und Eiweiß bestehen sollte. Anders ausgedrückt heißt dies, dass die Mahlzeiten zu 80 % aus Fettprodukten und nur zu 20 % aus Eiweiß und Kohlenhydraten bestehen. Wichtig ist, dass die Fette hauptsächlich aus Pflanzenölen bestehen, die über einen hohen Anteil an ungesättigten Fettsäuren verfügen. Die ketogene Ernährung erfordert eine detaillierte Planung und muss für jeden Patienten individuell ausgearbeitet werden.

So erfolgversprechend die ketogene Diät auch ist, manch einer verzweifelt an der praktischen Umsetzung im Alltag. Besonders im Berufsleben oder in der Schule kann es sehr schwierig sein, diese Ernährungsweise konsequent beizubehalten, zumal die gängige Ernährung in unserer Gesellschaft überwiegend aus Kohlenhydraten besteht. Um sie also konsequent durchführen zu können, muss man sich seine vorbereiteten Nahrungsmittel stetig mitnehmen, sobald man das Haus für eine längere Zeit verlässt.

Die ketogene Diät gehört unbedingt in therapeutische Hände und muss unter ärztlicher Kontrolle erfolgen. Jeder Schritt dieser Ernährungsweise sollte von erfahrenen Therapeuten begleitet werden, die sich mit der ketogenen Diät auskennen. Denn so wie die meisten Behandlungsmethoden der Epilepsie mit Nebenwirkungen einhergehen, so kann es auch durch die ketogene Ernährung zu unerwünschten Symptomen kommen. Bei Kindern zählen hierzu in erster Linie die Bildung von Gallen- und Nierensteinen, aber auch Verstopfung, Durchfall, Erbrechen und Dehydration können auftreten. Es kommt auch immer wieder zu Diätverweigerungen, denn nicht jeder Patient hat den eisernen Willen, sich bei seiner Ernährung so extrem umzustellen, wie es die ketogene Diät erfordert.

Bei Erwachsenen kann sich das Beschwerdebild durch die ketogene Ernährung noch wesentlich umfangreicher darstellen. Neben Menstruationsstörungen kann es zu einer Entzündung der Bauchspeicheldrüse kommen, aber auch zu einer Reduzierung der Knochendichte und zu Gallenschmerzen. Die Blutfettwerte müssen stetig überwacht werden, da sich diese durch die fetthaltige Ernährung stark erhöhen können. Darüber hinaus kann es langfristig zu Auswirkungen auf das Herz-Kreislaufsystem kommen.

Aufgrund der diversen möglichen Nebenwirkungen und der Schwierigkeit der Ernährungsumstellung, beginnt man mit der Therapie häufig während eines stationären Aufenthaltes im Krankenhaus.

Bedenken sollte man auch, dass es durch diese einseitige Ernährung zu einer Übersäuerung des Körpers und der Entwicklung von Nierensteinen kommen kann. Hinzu kommt, dass es aufgrund dieser einseitigen Ernährungsweise zu einem Defizit an lebensnotwendigen Vitalstoffen kommt. Um dieses Defizit auszugleichen, ist es wichtig, entsprechende Nahrungsergänzungsmittel einzunehmen. Um eine ausreichende Versorgung mit Vitaminen, Mineralien und Spurenelementen zu gewährleisten und auch außerhalb der Klinik ernährungstechnisch unterstützt zu werden, sollte eine regelmäßige Betreuung durch eine Ernährungsberatung erfolgen. Diese Betreuung ist insbesondere am Anfang der Diät vonnöten, einer Phase, in der noch viele Unsicherheiten bezüglich der richtigen Ernährungsweise bestehen. Häufig sind in der Anfangszeit auch Feinabstimmungen notwendig, um festzustellen, wie die ketogene Diät wirkt und ob Nebenwirkungen auftreten.

In vielen Fällen wird empfohlen, die Diät mindestens 3 Monate lang durchzuführen, um eine Tendenz feststellen zu können, ob die Ernährungsumstellung positive Veränderungen hinsichtlich der Anfälle bewirkt oder nicht. Wenn sich die ketogene Ernährung positiv auf den Behandlungsverlauf auswirkt, wird sie in vielen Fällen zwei bis drei Jahre lang beibehalten. Der positive Effekt bleibt bei vielen Patienten nach der Beendigung der Diät fortbestehen. Je nach Behandlungserfolg kann es allerdings notwendig sein, nach Beendigung der ketogenen Diät niedrig dosierte Antiepileptika einzunehmen. Ob dies erforderlich ist, hängt von dem Fortbestand der Anfallsfreiheit ab.

In der Endphase der Diät werden langsam wieder ‚normalere Lebensmittel' in die Ernährung aufgenommen. Während dieser Phase muss genau beobachtet werden, wie sich die epileptischen Anfälle darstellen, und ob sie hoffentlich trotz einer normalen Ernährungsweise weiterhin ausbleiben. Wenn die Anfälle nach Beendigung erneut auftreten, kann es sinnvoll sein, zur ketogenen Ernährungsweise zurückzukehren.

Ob die ketogene Diät einen Versuch wert ist, hängt häufig davon ab, ob die epileptischen Anfälle trotz der Medikamente nicht reduziert werden können, und bereits mehrere verschiedene Präparate erfolglos ausprobiert wurden. Ein Grund für die ketogene Diät kann auch vorliegen, wenn die Nebenwirkungen der Antiepileptika so massiv sind, dass sie den Patienten stark beeinträchtigen. Eltern entscheiden sich oftmals für die ketogene Ernährung ihrer epileptischen Kinder in der Hoffnung, dass sie ihren Kindern die gefürchteten Medikamente ersparen können und die Chance auf ein normales Leben erhöhen.

Allerdings darf man nicht verkennen, dass die Phase der Diät nicht immer leicht durchzuhalten ist. Gerade Kinder werden in ihrem Alltag im Kindergarten oder in der Schule mit anderen Lebensmitteln konfrontiert, die absolut nicht in den Diätplan der ketogenen

Ernährung hineingehören. Hier kann es gerade bei Kindern außerdem auch immer wieder zu Ausgrenzungen und Mobbingsituationen kommen. Auch diese Aspekte müssen berücksichtigt werden, wenn es um die Entscheidung für oder gegen die ketogene Diät geht. Um sich die Entscheidung zu erleichtern, sollte man sich nicht nur vom behandelnden Arzt beraten lassen, sondern sich auch mit diäterfahrenen Eltern austauschen.

Entgiftung

Wenn die Ursache der Epilepsie im Vorhandensein von Schadstoffen besteht, muss der Körper von diesen befreit werden. Sind beispielsweise schädliche Zahnersatzstoffe vorhanden, so sollten diese unbedingt entfernt werden, bevor der Körper anschließend mit umfangreichen Maßnahmen entgiftet wird. Lesen Sie hierzu das Kapitel ‚Umweltschadstoffe als eine Ursache von Epilepsie'.

Ergänzende Behandlungen

Da es durch die Epilepsie als auch durch deren Behandlungsmethoden zu Auswirkungen auf den gesamten Stoffwechsels kommen kann, ist es bei einigen Patienten notwendig, ergänzende Therapien in Betracht zu ziehen. Dies ist beispielsweise bei Frauen der Fall, bei denen es zu Einwirkungen auf den Hormonhaushalt kommt. Mögliche Wechselwirkungen zwischen den Anfällen, Antiepileptika und Hormonen können es erforderlich machen, dass entsprechende Unterstützungen des Hormonhaushaltes notwendig werden. Bevor man hier zu synthetisch hergestellten Hormonen greift, sollten zunächst die Möglichkeiten herangezogen werden, die die Naturheilkunde mit ihren vielen pflanzlichen Substanzen zu bieten hat.

Naturheilkunde

Häufig ist es die Verzweiflung aufgrund fehlender Perspektiven, aber auch die Enttäuschung über die Schulmedizin, wenn sich Menschen zunehmend der Naturheilkunde zuwenden. Und auch immer mehr Menschen mit Epilepsie suchen nach alternativen Methoden, weil die Schulmedizin ihnen nicht viel zu bieten hat.

Ganz klar, das Interesse an ganzheitlichen Therapien nimmt zu, wenn man mit konventionellen Behandlungen nicht den gewünschten Erfolg erzielt. Aber auch der Wunsch, der Erkrankung nicht passiv ausgeliefert zu sein, ist für viele Menschen eine wichtige Motivation, sich in Eigenregie um Behandlungsalternativen zu bemühen.

Besonders Patienten, die von einer langwierigen oder sogar chronischen Erkrankung wie einer Epilepsie betroffen sind, suchen nach sinnvollen Alternativen, um den vielfachen Nebenwirkungen chemisch hergestellter Medikamente aus dem Wege zu gehen oder diese zumindest zu lindern. Wenn man sich mit vielen an Epilepsie erkrankten Menschen unterhält, bekommt man schnell den Eindruck, dass das Bedürfnis nach naturheilkundlichen Behandlungsmöglichkeiten sehr groß ist. Zwar sind die Möglichkeiten der Naturheilverfahren bei Epilepsie im Vergleich zu anderen chronischen Krankheiten eher eingeschränkt, aber dennoch gibt es einige Methoden, die man zumindest ergänzend zur schulmedizinischen Therapie einsetzen kann. Und auch wenn Therapien und Präparate aus dem naturheilkundlichen Bereich zu großen Teilen selbst finanziert werden müssen, so kann dies mit einer verbesserten Gesundheit belohnt werden. In der Naturheilkunde ist es oftmals erforderlich, dass man die Behandlungskonzepte auf mehreren Säulen aufbaut. Die jeweiligen Maßnahmen wirken dabei gemeinsam oder können sich gegenseitig ergänzen. Wenn Sie zur Behandlung der Epilepsie alternative Behandlungsverfahren in Erwägung ziehen, sprechen Sie dies unbedingt mit Ihrem behandelnden Arzt ab. Ideal wäre es, wenn er sich dieser Thematik gegenüber offen zeigt, und noch idealer wäre es natürlich, wenn er sich gut mit diesen naturheilkundlichen Möglichkeiten auskennen würde. Denn bedenken Sie, dass auch diese Verfahren durchaus Nebenwirkungen mit sich bringen können oder unerwünschte Wechselwirkungen mit anderen Präparaten möglich sind. Außerdem gibt es leider auch immer wieder Therapieverfahren, die von zweifelhaftem Nutzen sind und nicht nur viel Geld kosten können, sondern auch gefährlich sind.

Abgesehen von diesen Überlegungen sind naturheilkundliche Behandlungsverfahren in vielen Fällen aber sehr willkommene Möglichkeiten, um eine Epilepsie noch besser in den Griff zu bekommen.

Wie gesagt, zur Behandlung einer Epilepsie gibt es noch nicht ein so umfangreiches naturheilkundliches Behandlungsspektrum wie bei vielen anderen chronischen Krankheiten. Dennoch ist es in vielen Fällen möglich, mit bestimmten naturheilkundlichen Präparaten positiv auf den Gesundungsprozess einzuwirken. Auch wenn durch diese Präparate eine Reduzierung der Antiepileptika oder noch kein kompletter Verzicht auf die Medikamente erreicht werden kann, bedeutet dies für die Patienten oftmals einen unvorstellbaren Gewinn, wenn durch die Naturheilkunde die Lebensqualität insgesamt verbessert wird. Grundsätzlich sollten derartige Maßnahmen immer durch den behandelnden Neurologen begleitet werden. Derzeit ist allerdings die Situation noch sehr unbefriedigend, weil sich die meisten dieser Therapeuten mit dem Thema Naturheilkunde nicht auseinandersetzen und in der Regel immer auf ihre wissenschaftlich begründeten Behandlungskonzepte verweisen. Manchmal kann es tatsächlich sinnvoll sein, einen längeren Anfahrtsweg in Kauf zu nehmen, wenn man sich bei einem weiter entfernt ansässigen Therapeuten besser aufgehoben fühlt.

Zum Wohle der Patienten kann letztendlich nur dafür plädiert werden, bei Epilepsie eine Kombination von herkömmlichen schulmedizinischen Therapiekonzepten in Einklang mit naturheilkundlichen Möglichkeiten anzustreben. Insbesondere die alleinige Verabreichung von Antiepileptika darf nicht die einzige Antwort auf diese Erkrankung sein.

Die in diesem Kapitel vorgestellten Möglichkeiten aus der Naturheilkunde decken bei weitem nicht das ganze Spektrum ab. Sicher gibt es darüber hinaus auch noch einige weitere sinnvolle Behandlungsmöglichkeiten.

Anthroposophische Medizin

Mitunter zeigen Therapieansätze auf anthroposophischer Grundlage bei Epilepsie gute Erfolge. Der Begründer der Anthroposophischen Heilkunde Rudolf Steiner verstand seine Ausrichtung als eine Erweiterung der konventionellen Medizin. Bei der Anthroposophischen Medizin steht die Aktivierung der Selbstheilungskräfte des Organismus im Mittelpunkt. Ziel ist es, diese zu aktivieren und zu unterstützen, indem Körper, Geist und Seele gleichermaßen in das Behandlungskonzept einbezogen werden, um eine Harmonisierung des Organismus zu erreichen. Krankheiten werden hier als eine Äußerung der Seele und des Geistes gesehen.

Wichtige Bestandteile der Anthroposophischen Medizin sind physikalische und künstlerische Therapien. Auch die Gesprächstherapie, Heileurythmie und rhythmische Massagen werden angewendet. Es gibt eigens hergestellte anthroposophische Arzneimittel, von denen viele auf homöopathischer Basis verabreicht werden.

Die Anthroposophische Medizin baut ihre Theorie auf der Lehre von den vier Ebenen der Wirklichkeit auf. Diese vier Ebenen sind der physische, der ätherische und der astralische Leib, sowie das Ich. Eine Krankheit entwickelt sich nach Ansicht der Anthroposophischen Medizin aus einer gestörten Wechselwirkung dieser vier Ebenen untereinander. Eine Therapie auf anthroposophischer Grundlage zielt also immer darauf ab, die gesunde Wechselwirkung der vier Ebenen wieder herzustellen. Dies geschieht sowohl durch homöopathische Arzneimittel, als auch mit Hilfe nicht auf Medikamenten basierender Therapien, wie Heil-Eurythmie, rhythmischen Massagen oder der anthroposophischen Kunsttherapie. Die auf der Basis der Anthroposophischen Medizin hergestellten Medikamente sollen dementsprechend nicht nur auf der physischen Ebene ihre Wirksamkeit entfalten, sondern auch in den geistigen und seelischen Bereichen. Hinzu kommt, dass die anthroposophischen Therapiebestandteile zu einer wesentlich besseren Bewältigung der Erkrankung beitragen. Als eine bekannte Anthroposophische Klinik, in der die Epilepsie behandelt wird, gilt die Filderklinik in Filderstadt, die Sie über die website www.filderklinik.de erreichen.

Homöopathie

Die Homöopathie ist bereits seit 200 Jahren bekannt und wurde von dem Arzt Samuel Hahnemann (1756–1843) entwickelt. Heutzutage gehört sie zu den bekanntesten Verfahren der Naturheilkunde. Da sie nur äußerst selten zu unerwünschten Nebenwirkungen führt, und der Körper nicht belastet wird, ist die Homöopathie eine so beliebte Behandlungsmethode und kann auch den Verlauf der Epilepsie günstig beeinflussen. Die Homöopathie wird bei der Epilepsie von erfahrenen Therapeuten häufig als flankierende Behandlung eingesetzt. Hierfür werden vom Arzt oder Heilpraktiker individuell angezeigte homöopathisch wirkende Substanzen herausgearbeitet, die die Selbstregulation des gesamten Organismus anregen sollen. Denn bei der Behandlung der Epilepsie geht es darum, durch homöopathische Substanzen den Stoffwechsel und die natürlichen Selbstheilungskräfte zu aktivieren. Beim Einsatz von homöopathischen Mitteln muss man berücksichtigen, dass bei einer gleichzeitigen Einnahme von Antiepileptika häufig eine Abschwächung der homöopathischen Wirkung auftritt.

Die Homöopathie handelt nach der Ähnlichkeitsregel (Similia similibus curentur), die besagt, dass die verabreichten Substanzen zu ähnlichen Symptomen führen, wie sie für eine bestimmte Krankheit typisch sind. Oder anders ausgedrückt: Ähnliches werde durch Ähnliches geheilt. Die durch die Homöopathie übermittelten Heilinformationen sind zwar chemisch nicht mehr messbar, aber durch physikalische Schwingungsmuster erzeugen sie ihre Wirkung. So darf ihre Verwendung bei psychiatrischen Erkrankungen keinesfalls in Eigenregie erfolgen und als harmlos betrachtet werden. Von Kritikern wird immer wieder der angebliche Placebo-Effekt der Homoöpathie thematisiert, auf den die Wirkung der homöopathischen Substanzen zurückzuführen sei. Da die Homöopathie allerdings sehr erfolgreich auch bei Tieren und kleinen Kindern eingesetzt werden kann, dürfte dieses Beweis genug sein, dass es sich bei der Homöopathie nicht um eine Placebo-Wirkung handeln kann.

Einen nahezu wissenschaftlichen Beweis für die Wirksamkeit von homöopathischen Mitteln lieferte unlängst ein Nobelpreisträger. Denn im Juli 2010 veröffentlichte der französische Virologe und Nobelpreisträger Luc Montagnier seine Entdeckung, dass Wasser über eine Art Gedächtnis verfüge und auch nach vielfachen Verdünnungen dieses immer noch vorhanden sei. Diese Erkenntnis galt bisweilen immer als eine Vorstellung von esoterisch ausgerichteten Menschen. Durch die Entdeckung von Luc Montagnier gewinnt diese Erkenntnis nun ganz andere Dimensionen und unterstützt zweifelsohne die Denkweise der Homöopathie. Im Übrigen gilt die Homöopathie in vielen anderen Ländern als höchst wirksam. So bildet die Homöopathie in Brasilien immerhin eine eigenständige medizinische Fachrichtung, und ca. 15.000 homöopathisch approbierte Fachärzte sind in Brasilien tätig.

Orthomolekulare Medizin

Die Orthomolekulare Medizin ist ein Therapiezweig, der seit den 1980-er Jahren in Deutschland existiert. Und noch immer gibt es viele Therapeuten und Patienten, die diesen Begriff noch nie gehört haben, oder die den Wert dieser vielversprechenden Therapiemöglichkeiten noch nicht umfänglich zu schätzen wissen. Viele Fachleute hingegen bewerten die orthomolekulare Medizin als eine der Therapien mit großer Zukunft und neuen Chancen gegen die meisten Zivilisationskrankheiten. Der Begriff ‚orthomolekular' bedeutet im übertragenen Sinn ‚die richtigen Nährstoffe, (orthos = richtig, molecula = Baustein von Substanzen).

Als der bekannteste Orthomolekular-Mediziner gilt der amerikanische zweifache Nobelpreisträger Prof. Linus Pauling. Als Biochemiker erklärte er vor fast 30 Jahren den Begriff der Orthomolekularen Medizin wie folgt: ,*Orthomolekulare Medizin ist die Erhaltung guter Gesundheit und Behandlung von Krankheiten durch Veränderung von Substanzen im menschlichen Körper, die normalerweise vorhanden und für die Gesundheit erforderlich sind*: (Zeitschrift Science, 1986). Er sorgte bereits in den 1970-er Jahren für Aufsehen, als er seine Entdeckungen von hochdosiertem Vitamin C bei Krebserkrankungen und Virusinfektionen machte.

Seit vielen Jahren wird heiß und innig darüber diskutiert, inwieweit es erforderlich ist, für die Gesunderhaltung oder zur Behandlung von Krankheiten eine optimale Nährstoffversorgung zu erreichen. Diese Diskussionen keimen seit Jahren immer wieder auf. Dennoch gibt es mittlerweile langjährige Erfahrungen, die die Effektivität vom Einsatz der Vitalstoffe belegen.

Um gesund zu bleiben oder zu werden, benötigt der Organismus Nährstoffe wie Vitamine, Mineralstoffe, Spurenelemente, Aminosäuren und sekundäre Pflanzenschutzstoffe. Sie sind unentbehrliche Substanzen für einen gesunden Stoffwechsel und die Basis, damit der Organismus seine vielfältigen und komplexen Aufgaben bewältigen kann. So wie das Auto Benzin zum Fahren benötigt, so fungieren die Nährstoffe als ,Zündstoffe' für das menschliche Leben.

Bis auf wenige Ausnahmen kann der Körper die lebensnotwendigen Nährstoffe nicht selbst herstellen und ist auf die Zufuhr von außen angewiesen, um gesund zu bleiben oder zu werden. Stehen dem Körper nicht genügend dieser Stoffe zur Verfügung, entwickeln sich Mangelerscheinungen, die sich zu ernsthaften Erkrankungen manifestieren können. Was zunächst mit körperlichem unspezifischem Leistungsabfall beginnt, setzt sich mit vorzeitigem Altern und diversen Stoffwechselstörungen fort. Und auch bei vielen Menschen mit Epilepsie liegt ein Nährstoffmangel vor, dessen Beseitigung oftmals zu erstaunlichen Verbesserungen der gesamten gesundheitlichen Situation führt. Welche Nährstoffe letztendlich notwendig sind, muss der erfahrene orthomolekular ausgerichtete Arzt festlegen. Bisher werden gute Erfolge berichtet von der Einnahme von Magnesium in Kombination mit Vitamin E, Vitamin B- Komplex (insbesondere Vitamin B6), Taurin, Selen und Vitamin C.

Von Vitamin E und Magnesium weiß man mittlerweile, dass viele Menschen mit Epilepsie einen verminderten Spiegel beider Nährstoffe aufweisen, und dass in vielen Fällen schon der Ausgleich dieser Substanzen die Anfallhäufigkeit reduzieren kann. Gleiches gilt auch für Mangan und Zink.

So hilfreich bestimmte Nährstoffe bei der Behandlung der Epilepsie sein können, so störend können sie andererseits wirken. So steht beispielsweise die Folsäure im Verdacht, epileptische Anfälle zu begünstigen oder gar auszulösen. Dieses Beispiel zeigt, wie wichtig es ist, sich einen erfahrenen orthomolekular arbeitenden Therapeuten zu suchen und nicht mit auch vermeintlich harmlos klingenden Vitalstoffen eigenständig herumzuexperimentieren.

Kombination mehrerer naturheilkundlicher Verfahren

Wie bereits erwähnt, besteht eine naturheilkundliche Behandlung oftmals aus einer Kombination von mehreren Methoden. So kann beispielsweise die Homöopathie mit der orthomolekularen Medizin und der Anthroposophischen Medizin kombiniert werden.

Ein sehr vielversprechendes Behandlungskonzept vertritt die Paracelsus Klinik Lustmühle in St. Gallen in der Schweiz (www.paracelsus.ch). Hier erfolgt nicht nur eine Abklärung auf eine mögliche Schwermetallbelastung, die in diesem Buch ja ausführlich beschrieben wurde, sondern auch die Orthomolekulare Therapie, Darmsanierung, Entgiftung und Umstellung der Ernährung sind in dieser Klinik wichtige Bausteine, um die Epilepsie erfolgreich behandeln zu können.

Sofortmaßnahmen bei Notfällen

Prinzipiell kann man sagen, dass ein Anfall nicht unbedingt ein Notfall sein muss. Er endet meist nach wenigen Minuten von selbst wieder, und auch ein Ersthelfer kann nichts daran ändern bzw. kann nicht auf den Anfall einwirken, es sei denn er nutzt eine anfallsunterbrechende Spritze. Allerdings wäre der Anfall, bis der Arzt soweit wäre, um die Spritze zu setzen, in der Regel schon wieder vorüber. Für Außenstehende wirkt ein Anfall mit Stürzen, Verkrampfungen, Zuckungen und Bewusstlosigkeit sehr erschreckend. Und wenn jemand einen epileptischen Anfall erstmals erlebt, ist er in so einer Situation meistens ziemlich überfordert. Manche erstarren geradezu vor lauter Panik. Aber auch wenn ein Anfall noch so bedrohlich wirkt, so ist er in der Regel alles andere als lebensbedrohlich – vorausgesetzt, dass der Epilepsie-Kranke nicht unglücklich verletzt wird, und der Anfall nicht länger als 5 Minuten andauert.

Ein Anwesender, der den Anfall miterlebt, sollte verschiedene Maßnahmen ergreifen. Die wichtigste von allen ist jedoch: RUHE bewahren. Das kann nun leichter gesagt sein als getan. Dennoch ist es wichtig, dass eine anwesende Person in erster Linie den Beobachtungssinn walten lassen sollte, um später den Anfall genau schriftlich zu rekonstruieren. Denn das sind für den Arzt besonders wichtige Informationen. Es gibt allerdings auch einige Dinge, die ein Anwesender bei einem Anfall unbedingt vermeiden und beachten sollte und Möglichkeiten, wie er den Betroffenen vor Verletzungen schützen kann.

Am besten wird der Anfallkranke ganz und gar in Ruhe gelassen, solange der Anfall andauert. Auch nach dem Anfall sollten möglichst keine Berührungen oder Festhalteversuche stattfinden. Immerhin ist der Epileptiker noch in einer Reorientierungsphase und muss erst vollständig zu sich kommen. Ansonsten kann es zu heftigem und auch aggressivem Abwehrverhalten kommen.

Da bei einem Anfall oftmals körpereigene Schutzmechanismen stark in Mitleidenschaft gezogen werden, kann es dazu kommen, dass der Betroffene Essen, erbrochenen Mageninhalt oder in bestimmten Situationen auch große Mengen von Wasser einatmet. Besonders bei den als *Grand-Mal* bekannten Anfällen kommt es oft infolge einer unzureichenden oder gar aussetzenden Atmung zu Sauerstoffmangel, der eine Schädigung des Gehirns nach sich ziehen kann. Die Gefahr ist hier um so größer, je länger die Anfälle andauern, ohne dass der Patient erwacht. Scharfkantige und andere gefährliche Gegenstände sollten aus dem Umfeld entfernt werden.

So ist es wichtig, dass Verkrampfungen nicht gelöst werden, und auch die Glieder dürfen bei Zuckungen nicht festgehalten werden. Der Kiefer darf nicht geöffnet werden, um Keile oder andere Gegenstände in den Mund des Epilepsie-Patienten zu stecken, weil man Wangen- oder Zungebisse vermeiden möchte. ***Die früher übliche Verwendung eines so genannten Beißkeils, der dem Betroffenen während eines Anfalls zwischen die Zähne geschoben wurde, ist heute verboten, da das Verletzungsrisiko hierbei sehr hoch ist und diese Maßnahme zudem die Länge des Anfalls ausdehnen kann.***

Während eines Anfalls darf der Betroffene nicht festgehalten werden. Wenn der Patient ein enganliegendes Kleidungsstück wie eine Krawatte, einen Schal oder ein Tuch im Halsbereich hat, das die Atmung erschweren könnte, entfernen Sie dies. Drehen Sie die Person vorsichtig auf eine Seite (stabile Seitenlage), um die Atemwege frei zu halten. Legen Sie ein weiches zusammengefaltetes Kleidungsstück oder ein Kissen unter den Kopf.

Während eines Anfalls ist der Mensch nicht zu schütteln, zu beeinflussen oder anzuschreien. Der Anfall darf nicht unterbrochen werden. Auch Wiederbelebungsversuche bei Bewusstlosigkeit sind zu unterlassen, da dies alles mit dem Ende des Anfalls vorüber sein sollte. Auch wenn es zu einem Atemstillstand kommt, ist dies in der Regel durch die Verkrampfung bedingt und rührt von einem Sauerstoffmangel her. Dann kann das Gesicht blau anlaufen. Eine Erstickungsgefahr besteht aber meistens nicht, da nach 30 Sekunden

die Atmung wieder einsetzen sollte. Geschieht dies nicht, ist dies natürlich ein absoluter Notfall, der einen Notarzt erfordert.
Spitze oder kantige Gegenstände sowie alle anderen gefährlichen Gegenstände sollten aus der Nähe des Anfallspatienten entfernt werden, damit er sich bei einem Sturz nicht verletzt. In großer Gefahr, wie zum Beispiel am Wasser, in der Nähe von Eisenbahnschienen, Straßenübergängen und Treppenstufen ist der Betroffene vorsichtig umzuplatzieren. Nach einem großen Anfall fällt die Person in einen Schlafzustand. Während dieser Zeit sollte der Betroffene nicht gestört oder geweckt werden. Wenn der Anfall länger als vier bis fünf Minuten anhält oder dieser zum ersten Mal auftritt, muss der Notarzt (112) gerufen werden. Auch wenn es innerhalb von einer Stunde zu mehreren Anfällen hintereinander kommt, wenn Unsicherheiten bestehen oder äußere und innere Verletzungen und Knochenbrüche nicht auszuschließen sind, wenn nicht bekannt ist, ob es sich um einen epileptischen Anfall handelt oder wenn der Anfall bei bekannter Epilepsie anders als gewöhnlich aussieht, ist Hilfe von außen dringend notwendig. Auch wenn sich der Anfallspatient nicht wieder regenerieren kann, und die Muskulatur ebenfalls länger als vier bis fünf Minuten weiter verkrampft, ist das ein Fall für den Notarzt. Dieser muss dann durch eine Medikation für eine schnelle Abhilfe sorgen. Dann besteht auch bereits eine akute Lebensgefahr für den Betroffenen. Wichtig ist auch, dass der Betroffene nach einem Anfall nicht alleine gelassen wird. Sicherheit und Zuwendung sind nun das Allerbeste. Auch die Notversorgung, die gerufen wurde, hat jetzt wichtige Aufgaben zu erfüllen. So wird dann meistens zuerst der Kopf abgetastet, um festzustellen, ob sich der Anfallspatient verletzt hat. Es wird überprüft, ob größere Schürfwunden an den Extremitäten bestehen. Dann muss möglicherweise eine Tetanus-Impfung vorgenommen werden. Lautes, schnelles und beharrliches Reden ist ebenso unangebracht, wie viele Fragen. Der Betroffene muss erst langsam wieder zu sich kommen. Daher ist eine beruhigende Sprechweise nun angezeigt. Wenn er wieder ansprechbar ist, sind Orientierungsfragen wichtig, damit man sichergehen kann, dass keine Bewusstseinsstörungen vorliegen.

Wenn der Betroffene weiß, wie er heißt und wo er sich befindet, den aktuellen Tag oder das Datum kennt, ist alles soweit in Ordnung. Denn klare Antworten lassen darauf schließen, dass die Gefahr des Anfalls nun vorüber ist, und der Betroffene wieder bewusst und eigenverantwortlich handeln kann. Wenn noch Unsicherheiten bestehen, inwieweit sich der Patient wieder erholt hat, sollte man ihn noch weiterhin betreuen, um mögliche weitere Gefährdungen zu vermeiden. Es kann durchaus auch sein, dass die Person nach einem Anfall aggressiv auf ihr Gegenüber reagiert. Dies kann auf eine falsche Behandlung während und nach dem Anfall beruhen oder aber noch aus der Orientierungslosigkeit heraus geschehen. Hier steckt dann Angst und Unsicherheit des Betroffenen dahinter, da kurz nach dem Anfall noch nicht wieder alles beim Alten ist. Mehrfache Berührungen, Halteversuche oder zu lautes Sprechen irritieren ihn nur noch mehr. Daher ist es besser, die Person nach einem Anfall eher zu beobachten, in der Nähe zu sein, wenn sie einen braucht und auf die Aktivitäten zu reagieren. Nur wenn es wirklich um lebensbedrohende Momente geht, indem der Betroffene beispielsweise auf eine stark befahrene Straße zuläuft, dann ist auch unter Umständen eine härtere Gangart zwingend notwendig, um ein Unglück zu verhindern. Nach einem Anfall ist der Betroffene möglicherweise müde, klagt über Kopfschmerzen oder ist verwirrt. Wenn der Anfall nicht zuhause passiert ist, bieten Sie an, einen Familienangehörigen oder Freund zu benachrichtigen oder ein Taxi zu rufen. Ob der Betroffene nach einem Anfall in ein Krankenhaus weitergeleitet wird, hängt davon ab, ob er wieder voll orientiert ist, ob das bewusste Verhalten funktioniert oder ob durch den Anfall Verletzungen entstanden sind.

Nicht immer muss ein solcher Anfall auch gleich ein Epilepsieanfall sein. Besonders dann, wenn es sich um einen ersten Anfall handelt, kann das ein Laie oder mitunter auch der Ersthelfer nicht immer eindeutig feststellen. Die Grundregeln sind aber gleich. Wenn möglich, sollte das Verhalten, die Dauer und das Ausmaß des Anfalls aufgeschrieben werden, um später dem Arzt detaillierte Informationen geben zu können. Das erleichtert die Diagnostik sehr.

In folgenden Fällen ist es erforderlich, sofort ärztliche Hilfe zu rufen:

- ein weiterer Anfall beginnt, bevor der Betroffene durch den vorherigen Anfall wieder zu sich kam
- Unterzuckerung
- der Betroffene hat sich durch den Anfall verletzt
- der Anfall ist erstmalig eingetreten
- akute Vergiftung
- Gehirninfektion
- Schwangerschaft
- Diabetes
- der Anfall geschah im Wasser
- der Anfall dauerte länger als 5 Minuten an
- der Betroffene beginnt nicht wieder zu atmen oder bleibt bewusstlos
- eine Verfärbung des Gesichts tritt ein, die auf einen Mangel an Sauerstoff schließen lässt
- der Anfall anders als gewöhnlich aussieht
- bei anderen Unsicherheiten

Der behandelnde Notarzt hat die Möglichkeit, durch die Injektion bestimmter Medikamente einen Anfall zu beenden und auch Folgeanfälle zu verhindern. Auch eine Freilegung eventuell verstopfter Atemwege ist durch einen Notarzt möglich. Für die behandelnden Ärzte ist es sehr hilfreich, möglichst viel über den Verlauf eines Anfalls zu erfahren. Deswegen sollten genaue Beobachtungen vorgenommen und die Länge eines Anfalls gemerkt werden. Dies erleichtert sowohl die Stellung einer Diagnose, als auch die Wahl der richtigen Behandlung. Personen, bei denen eine schwere Form von Epilepsie diagnostiziert worden ist, tragen oft geeignete Notfallmedikamente bei sich, die bei Bedarf verabreicht werden können. Dazu bedarf es jedoch einer geübten Person. In aller Regel handelt es sich dabei um Tropfen, die in die Wangentasche des Betroffenen gegeben werden. Möglich ist auch die Verwendung eines Mikroklistiers, das in den Enddarm eingeführt wird. Für eine Dauerbehandlung sind diese Notfallmedikamente nicht geeignet.

Nebenwirkungen der Antiepileptika

In den meisten Fällen sind die Antiepileptika gut verträglich, sodass es nicht zu einer Beeinträchtigung des Alltags kommt. Dennoch darf nicht vernachlässigt werden, dass diese Präparate auch zu unerwünschten Nebenwirkungen führen können. Meistens liegt das Auftreten von Nebenwirkungen in zu hohen Dosierungen oder in allergischen Reaktionen begründet. Es kann aber auch passieren, dass nur zu Beginn der Einnahme eines neuen Präparates Nebenwirkungen auftreten, die sich im Laufe der Zeit reduzieren oder die ganz abklingen. Neben vielfältigen Symptomen kann es auch zu einer Beeinträchtigung der Wirksamkeit von Kontrazeptiva kommen.

Wenn Nebenwirkungen auftreten, sind es die Patienten meistens selbst, die diese bemerken. Dennoch sollten auch die Angehörigen jegliche Veränderungen genau beobachten und diese dem Arzt mitteilen. Dies betrifft Besonderheiten der Bewegung und unkontrolliertes Verhalten genauso wie eine extreme Müdigkeit und sonstige unerwünschte Nebenwirkungen. Wenn sich die Symptome für Sie als problematisch zeigen, teilen Sie dies Ihrem Arzt mit, um gegebenenfalls ein alternatives Präparat zu wählen.

Bevor Sie das Ihnen verordnete Präparat einnehmen, lesen Sie immer die beigefügte Packungsbeilage, damit Sie von eventuellen Nebenwirkungen nicht völlig überrascht werden. Bei Unsicherheiten kontaktieren Sie Ihren behandelnden Arzt, und besprechen Sie mit ihm Ihre Befürchtungen und Ängste. Teilen Sie auch unbedingt mit, wenn Sie andere Medikamente einnehmen, um mögliche Wechselwirkungen zu verhindern. Beenden Sie die Medikamenteneinnahme niemals ohne Rücksprache mit Ihrem Arzt, denn das Absetzen der Antiepileptika kann äußerst riskant sein und zu plötzlichen schweren Anfällen führen.

Müdigkeit

Besonders zu Beginn der Medikamenteneinnahme kann es zu einer andauernden Müdigkeit kommen, die auch tagsüber zu spüren ist. Im Laufe der Zeit lässt diese jedoch meistens nach.

Bewegungsstörungen

Durch einige Antiepileptika kann es zu einer Beeinträchtigung der groben Bewegungsabläufe sowie der Feinmotorik kommen. Dabei kann eine Sitzunruhe auftreten, die den ständigen Willen mit sich bringt, sich immerzu bewegen zu müssen. Während die Müdigkeit mit der Dauer der Therapie meistens nachlässt, kann sich hingegen die Sitzunruhe im Laufe der Zeit weiter steigern.

Gewichtsprobleme

Eine häufig beklagte Nebenwirkung der Antiepileptika ist die unerwünschte Gewichtszunahme. Da es durch die Medikamente zu einem veränderten Essverhalten kommen kann, nimmt die Gewichtszunahme in Einzelfällen so gravierende Ausmaße an, dass eine professionelle Ernährungsberatung in die Behandlung einbezogen werden sollte. Möglicherweise kann auf ein anderes Präparat gewechselt werden, das sich weniger auf das Gewicht auswirkt.

Nicht kontrollierbare Körperfunktionen

Durch die Antiepileptika kann es durch Beeinträchtigungen des vegetativen Nervensystems zu verschiedenen unbewussten Körperfunktionen wie unter anderem einem erhöhten Speichelfluss kommen. Auch Magen- und Darmstörungen, Schwindel, Schwitzen und Blutdruckabsenkungen sind Folgen, die durch die Medikamente auftreten können.

Einige der Beeinträchtigungen können durch die Verabreichung entsprechender Präparate gelindert werden.

Teilnahme am Straßenverkehr

Da es durch die Antiepileptika zu vielfältigen Nebenwirkungen kommen kann, ist in Einzelfällen eine aktive Teilnahme am Straßenverkehr nicht möglich. Besonders, wenn die Reaktionsgeschwindigkeit und die Orientierung eingeschränkt sind, sollte sich niemand hinter das Lenkrad eines Autos, Motorrads oder Fahrrads setzen. Auch das Führen von schweren Maschinen am Arbeitsplatz muss möglicherweise gründlich bedacht werden. Denn ansonsten gefährdet man nicht nur sich, sondern auch andere Menschen, die unnötigerweise in einen möglichen Unfall verwickelt würden. Fragen Sie bei Unsicherheiten immer Ihren behandelnden Arzt.

Die häufigsten Nebenwirkungen im Überblick:

- Müdigkeit
- Übelkeit
- Gewichtszunahme
- Wahrnehmungsstörungen
- Sprachprobleme wie eine undeutliche Sprache
- Hautausschläge mit und ohne Blasenbildung
- Koordinationsprobleme
- Schwellung der Lymphknoten
- Schwindel
- Störung des Blutbildes
- Reduzierung der Knochendichte
- Verhaltensänderungen
- Depressionen
- Entzündung verschiedener Organe wie Leber und Bauchspeicheldrüse

- Übelkeit
- Erbrechen
- Sehstörungen

Vorbeugen von Anfällen

Der Epilepsie an sich kann man nur sehr bedingt vorbeugen, indem bestimmte Schutzmaßnahmen, die das Gehirn betreffen, ergriffen werden. Dies betrifft einerseits das Verhindern von Unfällen, die besonders den Kopfbereich betreffen würden und andererseits Krankheiten, die sich auf das Gehirn auswirken können. Letzterer Aspekt wird häufig sehr auf die leichte Schulter genommen, zumal viel mehr Krankheiten zu Erkrankungen des Gehirns führen können als dies allgemein bekannt ist. Besonders Infektionen des Gehirns sind hier zu nennen, die durch diverse Erreger ausgelöst werden können. So ist beispielsweise vielen Menschen gar nicht bekannt, dass ein eher als harmlos eingestufter Mitbewohner namens Herpes zu einer gefährlichen Gehirnentzündung führen kann.

Dennoch sind die Möglichkeiten, der Epilepsie vorzubeugen und ihr aktiv etwas entgegenzusetzen, eher beschränkt. Hingegen gibt es wesentlich mehr Optionen, die man ergreifen kann, um in gewissem Maße den Anfällen vorzubeugen. Hierbei sind es oft einfache Regeln, mit denen epileptische Anfälle vermieden werden können. Wichtige Faktoren sind hier die Einhaltung der Medikation, die Anpassung des eigenen Lebensstils an die Krankheit und das Vermeiden oder Reduzieren von Alkoholkonsum. Ausreichender und vor allen Dingen regelmäßiger Schlaf gehören hier zu den wichtigsten Aspekten. Ein ausgeglichener Schlaf-Wach-Rhythmus sollte für den an Epilepsie Erkrankten zu einer festen Einrichtung im Leben werden. Weiterhin sind die Medikamente akkurat einzunehmen. Medikamente aufgrund anderer Erkrankungen sollten nicht auf eigene Faust eingenommen werden, da sie Wirkungen der Antiepileptika verstärken, reduzieren oder ganz aufheben können. Wenn sich herausgestellt hat, dass bestimmte Situationen einen

Anfall auslösen, gilt es diese zu vermeiden. Auch können manchmal Substanzen und weitere Einflüsse ausschlaggebend sein. Hier kann, nach entsprechender Beobachtung, auch eine Änderung des Verhaltens erfolgen. Mithilfe eines Psychotherapeuten gelingen solche Änderungen leichter als alleine. Auch die Unterstützung von Freunden oder Familienangehörigen ist wichtig, da vieles von außen anders beurteilt wird, als vom Betroffenen selbst. Ein ganz wesentlicher Aspekt ist die Selbstgefährdung während eines Anfalls, die es zu minimieren gilt. Natürlich kann nicht die ganze Wohnung leer geräumt werden, aber besonders gefährliche, spitze, eckige und kantige Gegenstände können so platziert werden, dass von ihnen, im Falle eines Sturzes oder der geistigen Abwesenheit, keine Gefahr ausgeht. Auch das Bedienen von Maschinen oder Arbeiten am offenen Feuer und mit gefährlichen Materialien sollte unterlassen werden.

Um das alles aber erst einmal analysieren zu können, wird das Führen eines Anfalltagebuches empfohlen. So lassen sich die Häufigkeit, die Wiederholungsrate und die Zeiten eines Anfalls einschätzen und der Betroffene ist besser vorbereitet. Er kann dann Vorkehrungen zu seiner eigenen Sicherheit treffen. Situationen oder auslösende Faktoren, die zu einem Anfall führen, können so herauskristallisiert werden. Aufgrund der Epilepsie muss der Kopf bzw. das Gehirn besonders geschützt werden, um Kopfverletzungen zu vermeiden. Beim Fahrradfahren oder im Skiurlaub ist die Kopfbedeckung Pflicht für Kinder und Erwachsene. Wenn das Kind im Auto mitfährt, sollte der Kindersitz altersgerecht, sicher und das Kind ordnungsgemäß angeschnallt sein.

Was Sie selbst tun können

Bei einer so schwerwiegenden Erkrankung wie der Epilepsie stellt sich immer wieder die Frage: ‚Was kann man selbst dazu beitragen, dass man gesünder wird? Und wie lassen sich die Anfälle reduzieren?' Je nach Ursache der Epilepsie und abhängig von der Schwere der Erkrankung gibt es mehrere Möglichkeiten, den Prozess günstig zu beeinflussen und den Umgang mit der Krankheit zu erleichtern.

Nachfolgend erhalten Sie einige Anregungen:

- Notieren Sie jeden Anfall in einem Kalender. Halten Sie darin detailliert fest, um welche Uhrzeit der Anfall stattfand, wie lange er andauerte, und wie er sich genau äußerte. Schreiben Sie außerdem auf, ob es irgendwelche Begleitumstände oder verdächtige Auslöser gab, die möglicherweise den Anfall begünstigt haben. Bitten Sie Ihre Angehörigen oder Freunde, die den Anfall miterlebt haben, Ihnen weitere Informationen zu geben, die wichtig sein könnten.

- Nehmen Sie Ihre Medikamente regelmäßig und genau so, wie sie Ihr behandelnder Arzt verordnet hat. Verändern Sie weder die Einnahmezeit noch die Dosierung eigenmächtig.

- Tragen Sie einen SOS-Anhänger an Ihrer Halskette, der wichtige medizinische Informationen über Sie enthält. Somit kann sich ein herbeigerufener medizinischer Notdienst sehr schnell ein Bild über Ihre gesundheitliche Situation machen, und Ihnen schnell eine angemessene Behandlung zuteil werden lassen. Das Risiko, falsch behandelt zu werden, können Sie hierdurch reduzieren.

- Zusätzlich zum Merkblatt kann das Mitführen eines Merkblatts mit Erste-Hilfe-Maßnahmen sinnvoll sein. Dieses sollte so formuliert sein, dass Fremde übersichtlich über den Umgang mit einem Anfall informiert werden.

- Sorgen Sie für ausreichend Schlaf, weil Schlafentzug das Auftreten eines Anfalls begünstigen kann. Wenn Sie unter Schlafstörungen leiden, gehen Sie diesen auf den Grund, um Ihre Schlafqualität zu verbessern.

- Tragen Sie durch Ihre gesundheitsförderliche Lebensweise dazu bei, die Anfallshäufigkeit zu reduzieren. Hierzu gehört neben der Stressreduzierung auch der Verzicht oder die Einschränkung von Alkohol und Zigaretten. Ein kompletter Verzicht auf Drogen sollte bei Epilepsie selbstverständlich sein. Sorgen Sie auch für eine gesunde Ernährung, die über ausreichende Vitalstoffe verfügt.

- Meiden Sie auslösende Faktoren wie flackernde Lichtreize wie Weihnachts- und Diskothekenbeleuchtung.

- Informieren Sie Ihre Familienangehören, Freunde und Arbeitskollegen über Ihre Epilepsie, damit diese Ihre gesundheitliche Situation verstehen und Ihnen im Notfall behilflich sein können.

- Gehen Sie eventuellen negativen Reaktionen Ihrer Mitmenschen möglichst aus dem Weg bzw. versuchen Sie, entsprechende Bemerkungen oder Verhaltensweisen am besten zu ignorieren. Je mehr Sie selbst über die Erkrankung informiert sind, desto besser können Sie eventuellen Vorurteilen begegnen. Oftmals ist es auch Unwissenheit und keine böse Absicht, die Ihre Mitmenschen zu entsprechenden Reaktionen verleiten.

- Lassen Sie Ihr Leben nicht zu sehr von der Erkrankung bestimmen. Abgesehen von den Anfällen können Sie ein weitestgehend normales Leben führen.

- Wenn Sie mit Ihrem behandelnden Arzt nicht zufrieden sind, suchen Sie so lange, bis Sie jemanden gefunden haben, bei dem Sie sich gut aufgehoben fühlen.

- Versuchen Sie, trotz Ihrer Krankheit das Beste aus Ihrem Leben zu machen. Passen Sie Ihre Lebensweise der Krankheit an, aber lassen Sie Ihr Leben nicht von ihr regieren.

- Wenn Ihre Anfälle so stark ausgeprägt sind, dass Sie keiner Berufstätigkeit außer Haus nachgehen können, bemühen Sie sich um einen Job, den Sie von zuhause aus praktizieren können. Dank der technischen Möglichkeiten wie dem Internet ist es heutzutage in vielen Branchen möglich, vom ‚homeoffice' aus zu arbeiten. Eine berufliche Aufgabe gibt Ihnen nicht nur eine tägliche Struktur, sondern auch mehr Selbstbewusstsein, finanzielle Unabhängigkeit und Selbstvertrauen.

- Wenn Sie aufgrund der Epilepsie nicht mehr selbst Autofahren können, informieren Sie sich über Fahrmöglichkeiten, die Ihnen die bestmögliche Mobilität zurückgeben. Neben den öffentlichen Verkehrsmitteln sprechen Sie auch Ihre entfernt verwandten Familienmitglieder, Bekannte und Nachbarn an und bitten Sie sie um regelmäßige Mitfahrgelegenheiten.

- Entwickeln Sie Hobbys, die Ihnen Spaß und Erfüllung geben. Lassen Sie ein altes Hobby wieder aufleben, das Ihnen in der Kindheit viel Spaß bereitet hat, beginnen Sie Sport zu treiben, oder entdecken Sie Ihre alte Begeisterung für`s Malen und Stricken.

- Nehmen Sie Kontakt auf zu Gleichgesinnten. Denn eines ist sicher: Niemand wird Sie so gut verstehen wie jemand, der in einer Situation steckt, die Ihrer ganz ähnlich ist.

Sicherheitsaspekte zur Reduzierung der Anfallfolgen

Viele Epilepsie-Kranke und ihre Familien haben immer wieder große Sorgen bezüglich der Sicherheit, da durch die Anfälle immer auch eine erhöhte Verletzungsgefahr besteht. Mit einigen Maßnahmen ist es allerdings möglich, die Risiken zu reduzieren und für mehr Sicherheit zu sorgen. Von der Häufigkeit der Anfälle ist es abhängig, ob nur wenige oder zahlreiche Sicherheitsvorkehrungen zu ergreifen sind. Auch die Ausprägung der Anfälle entscheidet darüber, wie umfangreich die Vorsichtsmaßnahmen ausfallen sollten. Wenn sich bei Ihnen die Anfälle durch deutliche Warnzeichen rechtzeitig ankündigen und Sie Ihre aktuelle Tätigkeit sofort einstellen können, sind möglicherweise auch weniger umfangreiche Sicherheitsmaßnahmen ausreichend. Die in diesem Kapitel vorgestellten Möglichkeiten sind Anregungen, die Sie entsprechend Ihrer Anfälle umsetzen können. Da die meisten Gefahren in den eigenen vier Wänden lauern, geht es bei der Gefahrenreduktion hauptsächlich um die Anpassung des Wohnumfeldes.

Es klingt geradezu paradox, dass ausgerechnet im eigenen Zuhause, wo man sich eigentlich am wohlsten und sichersten fühlt, die meisten Gefahrenquellen lauern. Man kennt dies aber auch von Nicht-Epilepsie-Erkrankten, denn auch bei ihnen passieren die meisten Unfälle tatsächlich zuhause und nicht unterwegs, wie so häufig angenommen wird. Wenn man die Epilepsie-Diagnose erhält, ist es also wichtig, sich baldmöglichst mit den vielen Gefahrenquellen auseinanderzusetzen, die in den eigenen vier Wänden vorhanden sind. Hier gilt es, für Abhilfe zu sorgen, eine Vorgehensweise, die man ganz ähnlich von der Umgestaltung von Seniorenwohnungen her kennt. Denn auch ältere Menschen müssen aufgrund einer erhöhten Sturzgefährdung vor vielen Gefahren geschützt werden, indem ihr Wohnumfeld ‚seniorengerecht' angepasst wird.

Nichts anderes ist es im Prinzip, wenn man sein Zuhause aufgrund der epilepsiebedingten erhöhten Sturzgefahr seinen Bedürfnissen anpasst.

Einige Dinge in Ihren vier Wänden werden Ihnen sicherlich von ganz allein ein- und auffallen. Oftmals sind es aber auch Angehörige, die die Gefahrenquellen entdecken, weil sie den Alltag des Epilepsie-Kranken miterleben. Sie sehen, wo Stolperfallen vorhanden sind, wo Elektrokabel hängen oder scharfe Kanten einen Sturz gefährlich machen können.

Dennoch sehen auch sie nicht alle vorhandenen Risiken, sodass es meistens angebracht ist, professionelle Hilfe in Anspruch zu nehmen. Sie können beispielsweise Ihren Hausarzt oder einen anderen Therapeuten bitten, gemeinsam mit Ihnen Ihr Zuhause hinsichtlich der Sicherheitsaspekte zu überprüfen. Da immer mehr Hausärzte ein geschultes Auge für seniorengerechtes Wohnen bekommen, sind sie es auch häufig, die bei Epilepsie-Patienten gut beraten können, wenn es um die Umgestaltung der eigenen vier Wände geht. Sie sehen das Wohnumfeld ‚neutral' und emotionslos. Sie berücksichtigen die Gefahrenquellen und nicht die emotionalen Aspekte, die möglicherweise mit dem einen oder anderen Möbelstück oder Haushaltsgerät verbunden sind. Und sie machen auf Risiken aufmerksam, die man selbst als Betroffener vielleicht auch gar nicht sehen möchte, weil diese Veränderungen mit einem großen Aufwand verbunden sein könnten.

In einigen Situationen wird es sicherlich erforderlich sein, Kompromisse zu finden. Denn nicht alles, was unter den Gesichtspunkten der Sicherheit sinnvoll wäre, ist gleichzeitig auch praktisch. Und nicht alles, was sinnvoll wäre, findet Gefallen. Die Anpassung der Wohnsituation ist sicherlich ein Prozess, der nicht immer von heute auf morgen umgesetzt wird. Manche Dinge sieht man auch erst im Laufe der Zeit, sodass man erst im Alltag auf die eine oder andere Gefahrenquelle stößt.

Badezimmer

Das Badezimmer stellt für Epilepsie-Patienten in verschiedener Hinsicht mehrere Herausforderungen und Gefahrenquellen dar. Nicht nur, dass man sich dort durch Stürze auf Ecken und Kanten schwer verletzen kann, sondern auch die Möglichkeit, dass man im eigenen Badezimmer ertrinken kann, muss unbedingt bedacht werden. Dies gilt insbesondere dann, wenn Sie gerne ein Bad nehmen. Hier ist es sehr wichtig, dass Sie bestimmte Vorsichtsmaßnahmen ergreifen, um sich vor einem möglichen Ertrinken in der Badewanne zu schützen. ***Die beste Schutzvorkehrung besteht darin, dass jemand mit im Badezimmer ist oder sich in unmittelbarer Nähe aufhält. Wenn dies nicht möglich ist, sollte die Wassertiefe in der Badewanne möglichst flach gehalten werden. Bevor man die Badewanne besteigt, sollten die Wasserhähne geschlossen werden.***

Im Vergleich zum Baden ist Duschen wesentlich gefahrloser, weil hier das Risiko des Ertrinkens nicht in dem Maße gegeben ist. Sicherheitshalber sollte das Duschen in einer Duschkabine und nicht in einer Badewanne erfolgen. Die Dusche sollte flach ausgerichtet sein und nicht aus einer Duschwanne bestehen, in der sich das Wasser ansammeln könnte und wodurch das Ertrinkungsrisiko erhöht würde. Die Duschabtrennung sollte nicht aus einer normalen Glasscheibe bestehen, sondern aus Sicherheitsglas, Kunststoff oder einem Duschvorhang. Aber nicht nur Baden und Duschen stellen besondere Gefahrenquellen dar, sondern auch die Badarmaturen. Um schwere Verletzungen durch einen Sturz zu reduzieren oder zu lindern, sollten die Armaturen möglichst flach an der Wand angebracht sein. Während des Duschens oder Badens ist es sinnvoll, die Armaturen mit Schutzmaterial (z. B. Schaumstoff oder ein dickes Handtuch) abzudecken. Um zu vermeiden, dass es zu Verbrühungen durch zu heißes Wasser kommt, ist es wichtig, dass die Temperaturregelung der Wasserzufuhr in Ordnung ist. Erkundigen Sie sich im Sanitätsfachhandel nach technischen Möglichkeiten, die einen automatischen Wasserstopp beinhalten.

Wenn Sie Ihre Privatsphäre schützen und vorzugsweise allein im Badezimmer sein möchten, verriegeln Sie die Tür nicht mit einem Schloss. Verwenden Sie stattdessen ein Schild, wie man es aus Hotels kennt mit dem Vermerk ‚Bitte nicht stören'. Die Badezimmertür sollte nach Möglichkeit nach außen hin aufgehen. Denn wenn Sie im Badezimmer gegen die Tür fallen würden, könnte diese von Ihren Angehörigen kaum geöffnet werden. Mit einer nach außen zu öffnenden Tür, kann immer jemand problemlos ins Bad, um Ihnen zu helfen. Wenn in Ihrem Badezimmer nicht die Möglichkeit besteht, eine nach außen zu öffnende Tür einzubauen, sollten Sie eine Schiebetür in Erwägung ziehen.

Küche

Neben dem Badezimmer gilt die Küche als eine weitere große Gefahrenquelle für Epilepsie-Kranke. Bei genauer Betrachtung stellt sie sogar die vielseitigsten Gefahren dar. Man stelle sich nur mal vor, was alles passieren könnte, wenn man sich in der Küche aufhält, irgendeine Tätigkeit verrichtet und plötzlich ein Anfall eintritt, dann erahnt man das Ausmaß dessen, was in der Küche für unendlich viele Gefahren lauern. Sicher, man mag sich diese Situationen am liebsten gar nicht vorstellen, aber um entsprechende Gefahren aufzudecken und Sicherheitsvorkehrungen treffen zu können, ist es in Ihrem Sinne, zumindest einmal verschiedene Szenarien in Gedanken durchzuspielen. Anschließend handelt man nach dem Motto ‚Gefahr erkannt – Gefahr gebannt'. Ganz gefahrlos kann man sich in der Küche sicherlich nicht bewegen, aber durch einige Maßnahmen kann man die Risiken doch enorm reduzieren.

Die gefährlichsten Situationen können beim Kochen entstehen, sodass es in einigen Fällen sinnvoll sein kann, anstatt eines elektrischen oder gasbetriebenen Herdes eine Mikrowelle zu nutzen. Ohne Zweifel ist die Mikrowelle unter ernährungstechnischen Aspekten keine optimale Lösung, weil durch die Mikrowellen viele wertvolle Nährstoffe in den Lebensmitteln zerstört werden. In diesen Fällen muss man aber die jeweiligen Vor- und Nachteile abwägen, die die Epilepsie mit sich bringt. Wenn man sich der Situation der reduzierten Nährstoffe aufgrund der Mikrowelle bewusst ist, könnte man die Ernährung beispielsweise durch einen erhöhten Verzehr von frischem Obst und hochwertigen Vitalstoffpräparaten ergänzen. Wenn Sie dennoch einen Herd verwenden möchten, achten Sie darauf, dass die Topfgriffe nach innen gerichtet sind. So verhindern Sie, dass Sie im Falle eines Sturzes den Topf umwerfen und sich Verletzungen und Verbrennungen zufügen. Bevorzugen Sie Küchengeräte, die über einen automatischen Ausschaltmechanismus verfügen wie beispielsweise einen Toaster und einen Wasserkocher. Wenn Sie neue Küchengeräte erwerben, achten Sie auf mögliche Sicherheitsaspekte. Mittlerweile gibt es viele Geräte, die über Kindersicherungen verfügen und auch für Epilepsie-Kranke sehr sinnvoll sind.

Bett

Je nachdem, wie Ihre Anfälle ausgeprägt sind, sollten Sie das Bett nicht in der Nähe einer Wand, eines Schrankes oder der Heizung platzieren. Dies gilt insbesondere dann, wenn während der Anfälle ruckartige Bewegungen oder Krämpfe auftreten, und das Schlagen des Kopfes oder der Arme und Beine gegen diese harten Gegenstände zu Verletzungen führen könnte. Wenn Ihr Bett so ausgestattet ist, dass Sie herausfallen könnten, platzieren Sie rund um das Bett einen weichen Teppich. Eine Lösung wäre auch ein sehr tief gelegenes Bett, da hierdurch die Sturzhöhe deutlich reduziert werden kann. Beseitigen Sie Gegenstände wie beispielsweise eine Lampe, einen Wecker und ein Nachttischchen mit scharfen Kanten, wenn diese Dinge unmittelbar an Ihrem Bett stehen.

In der Wohnung oder im Haus

Bringen Sie in der ganzen Wohnung bzw. im Haus Rauchmelder an. Dies ist umso wichtiger, wenn Sie aufgrund der Epilepsie hin und wieder vergesslich sind und beispielsweise nicht daran denken, eine

Herdplatte rechtzeitig auszuschalten. Beseitigen Sie sämtliche scharfe Ecken und Kanten, die sich beispielsweise an Ihren Möbeln befinden. Sichern Sie diese Ecken und Kanten mit Schaumstoffflächen oder anderen weichen Materialien. Wenn Sie sich neue Möbel anschaffen, achten Sie von vornherein darauf, dass die Ecken und Kanten abgerundet sind. Überprüfen Sie Ihre Wohnung oder Ihr Haus dahingehend, ob besondere Sturzgefahren bestehen wie durch ein zu niedriges Balkongeländer oder ein bodentiefes Fenster in einer höher gelegenen Etage. Erhöhen Sie das Balkongeländer, und sichern Sie das bodentiefe Fenster durch einen Einrastmechanismus oder ein schützendes Gitter oder Geländer.

Haushaltstätigkeiten

Einige Haushaltstätigkeiten wie beispielsweise Bügeln sollten am besten nur verrichtet werden, wenn Sie nicht allein zuhause sind.

Elektrokabel

Elektrokabel stellen nicht nur Stolperfallen dar, sondern können im Falle eines Sturzes zu kleinen und größeren Katastrophen führen. Stellen Sie sich vor, Sie befinden sich in der Küche, betätigen ein strombetriebenes Küchengerät oder ein Bügeleisen und stürzen plötzlich zu Boden. Sie reißen dieses Gerät mit zum Boden, verbrennen sich, und möglicherweise wird auch die Umgebung in Brand gesetzt. Um derartige Situationen zu verhindern, gibt es entweder die Möglichkeit, diese Geräte nur zu benutzen, wenn Sie nicht alleine zuhause sind. Oder Sie erwerben entsprechende Geräte, die kabellos funktionieren, wie dies mittlerweile bei Wasserkochern und Bügeleisen möglich ist.

Fußboden

Im Falle eines Sturzes ist es sehr wahrscheinlich, dass man auf den Boden fällt. Allein aus diesem Grund ist es wichtig, auf harte Böden wie Parkett, Fliesen und Laminat zu verzichten, denn derart harte Oberflächen erhöhen die Verletzungsgefahr. Bevorzugen Sie stattdessen weiche Bodenbeläge wie Teppichböden, Linoleum oder Kork. Bei Teppich ist es sinnvoll, auf einen hohen Wollanteil zu achten, da bei einem hohen synthetischen Anteil durch den Aufprall eher Schürfwunden entstehen können.

Treppen

Treppen stellen für Epilepsie-Kranke immer eine ganz besondere Gefahrenquelle dar. Denn wenn auf einer Treppenstufe ein Sturz erfolgt, ist das Verletzungsrisiko besonders groß. Um dieses zu reduzieren, ist es wichtig, sämtliche frei beweglichen Gegenstände von den Treppenstufen zu entfernen. Überprüfen Sie die Wände und das Treppengeländer hinsichtlich besonderer Gefahren. Wenn das Treppengeländer besonders hart ist (z. B. aus Metall), ummanteln Sie dieses mit einem weichen Material. Legen Sie unterhalb der Treppe einen weichen Teppich aus, um bei einem Sturz nicht hart aufzuprallen.

Fenster und Glastüren

Ein Sturz in eine Glasscheibe gehört zu den besonders gefährlichen Situationen, in die man als Epilepsie-Erkrankter geraten kann. Die Gefahr besteht besonders darin, dass man sich durch die entstehenden Glasscherben schwerwiegende Verletzungen zufügen kann. Um dieses Risiko zu reduzieren, sollte möglichst Sicherheitsglas verwendet werden. Dieses zersplittert im Falle eines Sturzes, aber es zerfällt nicht in einzelne Glasscheiben. Wenn dies nicht möglich ist, bedecken Sie das Einfachglas mit einer entsprechenden Folie, um den gleichen Sicherheitseffekt zu erreichen.

Kopfschutz

Wer häufig von epileptischen Anfällen heimgesucht wird, ist gut beraten, regelmäßig eine schützende Kopfbedeckung zu tragen.

Alarmanlage

Eine besonders große Sorge besteht immer darin: Was passiert, wenn ich alleine bin und einen Anfall bekomme? Um diese Angst zu reduzieren, und damit schnelle Hilfe gerufen werden kann, ist es besonders bei Personen, die häufige Anfälle erleiden, sinnvoll, eine Alarmanlage zu installieren. Sicherlich gibt es heutzutage auch dank der Entwicklung auf dem Seniorenmarkt viele verschiedene technische Ausrüstungen, die deutlich mehr Sicherheit ermöglichen als noch vor wenigen Jahren. Je nach individuellen Bedürfnissen und finanziellen Möglichkeiten hat man mittlerweile eine große Auswahl an verschiedenen Geräten.

Welches Gerät in Betracht kommt, hängt meistens davon ab, ob man alleine oder mit Angehörigen zusammen wohnt.

Während in einigen Fällen ein Babyphone mit einer Sprechanlage ausreichend ist, wird es in anderen Situationen erforderlich sein, eine spezielle Telefonanlage zu installieren, die mit einer Notrufzentrale verbunden ist. Über eine einfache Fernbedienung, die man bequem als Halskette oder Armband trägt, ist es möglich, über dieses Notrufsystem schnell um Hilfe zu rufen.

Bevor Sie sich für ein Notrufsystem entscheiden, informieren Sie sich ausreichend. Bedenken Sie auch, dass manche dieser Systeme mit monatlichen Gebühren verbunden sind. Ein Aspekt ist auch, dass der Anfall meistens so plötzlich auftritt, dass der Notrufknopf vor dem Anfall gar nicht mehr betätigt werden kann. Erst wenn der Anfall vorüber ist, kann man in vielen Fällen den Knopf betätigen, um Hilfe zu rufen, wenn man sich beispielsweise durch den Sturz verletzt hat.

Sie sehen, es gibt sehr viele Aspekte, die bei der Wahl eines Notrufsystems berücksichtigt werden müssen. Wägen Sie daher sämtliche Vor- und Nachteile der jeweiligen Systeme ab, um letztendlich das für Ihre Situation passendste Gerät zu erwerben.

Leben mit Epilepsie

Die Diagnose einer Epilepsie bedeutet zweifelsohne einen gravierenden Einschnitt in die bisher geführte Lebensweise. Besonders für junge Patienten kann die Erkrankung ein ganz gravierender Lebenseinschnitt sein, das mit Gefühlen von Trauer, Schock, Ärger und Rebellion einhergeht. Während man im fortgeschrittenen Alter vielleicht eher damit rechnet, irgendwann von einer schweren Krankheit getroffen zu werden, befindet man sich in jungen Jahren in der Blüte seines Lebens, steckt voller Zukunftspläne, in denen Krankheiten keinen Platz haben. Und eine Epilepsie schon mal gar nicht. Denn die haben ja grundsätzlich sowieso immer die anderen oder findet nur im Fernsehen statt. Für junge Betroffene bedeutet eine Epilepsie häufig eine Unterbrechung oder sogar Aufgabe der Ausbildung. Häufig kommt es aufgrund der Erkrankung auch erst gar nicht zu einer Berufsaufnahme. Es ist traurig, aber wahr, dass durch die Epilepsie oftmals die zukünftigen Chancen auf dem Arbeitsmarkt deutlich reduziert werden.

Als kranker Mensch hat man es ohnehin schon sehr schwer, in der Arbeitswelt Fuß zu fassen – für eine Epilepsie gilt dies allerdings um ein Vielfaches mehr. Denn zu groß sind häufig die Vorurteile und Berührungsängste, die mit dieser Erkrankung einher gehen. Wenn die Epilepsie also in jungen Jahren auftritt, führt dies in vielen Fällen in die gesellschaftliche Isolation. Denn ohne Arbeitsplatz, mit einem Einkommen auf Hartz 4-Niveau und mit einer Epilepsie erfährt man keinerlei gesellschaftliche Anerkennung. Sondern ganz im Gegenteil: Man wird ausgegrenzt, gemobbt und für merkwürdig erklärt.
Sicherlich trägt hierzu auch das Bild der Epilepsie in der Öffentlichkeit bei. Denn dieses Bild ist nun mal nicht gerade vertrauens-

erweckend und wird nicht selten mit bizarren Vorstellungen wie verminderter Intelligenz, Verrücktheit und Unberechenbarkeit in Zusammenhang gebracht. Und das, obwohl Menschen mit einer Epilepsie nicht über weniger Intelligenz verfügen oder weniger zurechnungsfähig sind als andere Menschen.
Bei all den oftmals negativen Erfahrungen, die man als Betroffener erfährt, ist es natürlich mühsam, sich aus seiner Isolation und Erkrankung herauszuschälen. Mit viel Eigenmotivation und Unterstützung von Angehörigen und guten Freunden kann dies aber tatsächlich gelingen. Denn viele Betroffene erkennen irgendwann, dass sie gar keine Alternative dazu haben, als sich am eigenen Schopfe zu packen und zu kämpfen. Eigentlich ist es doch jetzt ein viel bewussteres Leben. Man freut sich an den guten Tagen, dass man diese erleben darf. Man wird dankbar und demütig. Man erfreut sich an Kleinigkeiten, die man im früheren Leben einfach übersehen hat, sie waren ja eher beiläufig und fast selbstverständlich.

Genießen Sie Ihr neues Bewusstsein!

Natürlich gibt es nichts zu beschönigen. Denn Fakt ist nun mal, dass man mit einer Epilepsie gewissen psychischen und physischen Belastungen ausgesetzt ist. Häufig ist es insbesondere auch die Unwissenheit des eigenen Umfeldes – sei es in der eigenen Familie, im Bekanntenkreis und am Arbeitsplatz. Denn weil diese Krankheit in den anfallsfreien Phasen optisch nicht wahrnehmbar ist, ist es für Außenstehende oft schwierig, den Betroffenen als wirklich krank zu sehen.
Da hat sich schon mancher gewünscht, lieber zwei Beine gleichzeitig gebrochen zu haben als von einer Krankheit sprechen zu müssen, die niemand so richtig versteht, und bei der die meisten Gesprächspartner am liebsten ganz betreten den Boden anblicken und schweigen.

Dagegen kann der Austausch mit Gleichgesinnten oftmals eine ungeahnte Hilfe bedeuten. Diese findet man am besten in einer entsprechenden Selbsthilfegruppe. Lesen Sie hierzu das Kapitel ‚Selbsthilfegruppen – eine oft unterschätzte großartige Hilfe.' Eine große Herausforderung stellt immer wieder das phasenweise Auftreten der Anfälle dar. Während es lange Zeiten der Remission gibt, in denen ein völlig beschwerdefreies Leben geführt werden kann, wird diese glückliche Zeit dann oft wie aus heiterem Himmel mit einem erneuten Anfall schlagartig beendet. Dieser Wechsel zwischen beschwerdefreien Phasen und den plötzlichen Anfällen ist immer erneut eine große Herausforderung für den Betroffenen, aber auch für seine Familie. Je länger die Krankheit das Leben begleitet, desto mehr lernt man jedoch, mit ihr umzugehen. Allerdings beobachtet man bei langfristig erkrankten Patienten auch, dass sie ermüden und die mühevolle Auseinandersetzung mit der Krankheit zunehmend als Belastung sehen. Denn neben den körperlichen Anstrengungen kommt der mitunter gravierende Einfluss auf die gesamten Lebensumstände.
Die Krankheit ist quasi allgegenwärtig, schwebt ständig oftmals auch unbewusst über einem und erfordert einige wichtige Strategien, um den Alltag trotzdem bewältigen zu können. Denn die Epilep-

sie beeinflusst nicht nur das private, sondern auch das gesellschaftliche Leben eines jeden Betroffenen.

Dennoch – mit einer Epilepsie lässt sich immer noch ein lebenswertes Leben führen. Denn die Krankheit besteht nicht nur aus schweren Anfällen und lästigen Arztbesuchen. Die guten Phasen lassen ein durchaus intensives Alltagsleben zu. Und wer es schafft, die Remissionen möglichst lang hinauszuzögern, kann an so manchen Tagen die Erkrankung regelrecht vergessen. Eine wichtige Basis ist dabei die Einstellung, sein Leben nicht von der Krankheit diktieren zu lassen. Stellen Sie die Epilepsie nicht zu sehr in den Mittelpunkt, sondern versuchen Sie, Ihr Leben so gut es geht, mit der Erkrankung zu vereinbaren. Je mehr Sie Ihre Krankheit akzeptieren und sich mit ihr arrangieren, desto positiver wirkt sich diese Einstellung auf die Krankheitsbewältigung und die Lebensqualität aus.
Achten Sie darauf, dass Sie trotz der mitunter großen Belastung dieser Krankheit Ihre Lebensziele nicht aus dem Auge verlieren. Denn Ziele vor Augen zu haben, kann ungeahnte Kräfte freisetzen und den Gesundungsprozess enorm beeinflussen.

Epilepsie und Berufstätigkeit

Ein jeder von uns weiß, dass das Berufsleben ein wichtiger Teil im Leben eines Menschen ist. Wie wichtig ein Arbeitsplatz für das allgemeine Wohlbefinden ist, lernt man spätestens dann kennen, wenn man diesen verloren hat. Denn plötzlich wird einem bewusst, was es bedeutet, finanziell nicht mehr so selbstständig und unabhängig zu sein. Es zeigt sich in diesen Zeiten auch, wie wichtig soziale Kontakte zu den Kollegen sind, auch wenn man sich sicherlich so manches Mal über den einen oder anderen geärgert hat. Und es wird einem während der Arbeitslosigkeit bewusst, dass man plötzlich nicht mehr gebraucht wird. Der Tag verliert sein Gerüst und die Struktur. Das geht so weit, dass man morgens keine Motivation mehr hat, aufzustehen und immer mehr den Sinn des täglichen Lebens in Frage stellt. Die Spirale geht in solchen Lebensphasen oft erschreckend schnell nach unten, denn durch die fehlende persönliche Motivation, eingeschränkte finanzielle Mittel, weniger soziale Kontakte und das möglicherweise angeknackste Selbstbewusstsein kann die Arbeitslosigkeit wie ein dichter Nebel das ganze Leben lähmen. Dieses Schicksal ist schon schwer genug zu ertragen, wenn man gesund ist. Um ein Vielfaches schwieriger ist es, wenn man zudem auch noch gesundheitlich angeschlagen und im Speziellen an Epilepsie erkrankt ist.

Es ist traurig aber wahr. Als hätten Personen mit einer Epilepsie nicht schon genügend Herausforderungen in ihrem Leben zu meistern, sind viele von ihnen zusätzlich von Arbeitslosigkeit betroffen. Dass es Epileptiker im Arbeitsleben schwerer haben als gesunde Menschen, belegen auch Arbeitslosenstatistiken. Demnach ist die Arbeitslosigkeit bei Epileptikern doppelt so hoch, wie die der durchschnittlichen Bevölkerung. Von ca. 600.000 Menschen, die an Epilepsie leiden, sind etwa 270.000 im arbeitsfähigen Alter, und die meisten von ihnen würden gerne arbeiten. Dr. Hansjörg Schneble, ehemaliger ärztlicher Direktor des Epilepsiezentrums im baden-württembergischen Kehl-Kork und seit 1998 Leiter des Deutschen Epilepsie-Museum:

„Nachvollziehbar ist, dass Arbeitgeber Angst davor haben, dass jemand während der Arbeit einen epileptischen Anfall erleidet. Speziell, wenn er an einer Maschine arbeitet, ist die Unfallgefahr groß. In meiner aktiven Zeit als Arzt bin ich selber in Betriebe gegangen, um zu besprechen, wie man bestimmte Maschinen absichern kann. Das hat in vielen Fällen funktioniert. Von unschätzbarem Wert sind auch Selbsthilfegruppen, wenn es darum geht mitzuhelfen, dass sich Vorurteile gegenüber der Epilepsie weiter reduzieren. Die gibt es heute in jeder größeren Stadt."[5]

5 http://www.pharmazeutische-zeitung.de/index.php?id=61892

Vielen Betroffenen wird es sehr schwer gemacht, in der Arbeitswelt Fuß zu fassen. Heutzutage machen die gestiegenen Anforderungen und Rahmenbedingungen in der Arbeitswelt schon den Einstieg in das Berufsleben häufig unmöglich.

Auf Seiten der Arbeitgeber macht es hauptsächlich die Vorstellung so schwierig, dass die Epileptiker in ihrer Arbeitsfähigkeit eingeschränkt seien und eher eine Belastung als eine Bereicherung für das Unternehmen bedeuten würden. Diese Überlegungen sind teilweise nachvollziehbar, denn aus der Natur der Krankheit heraus gibt es nun mal einige Tätigkeitsbereiche, die Menschen mit Epilepsie besser nicht ausüben sollten.

Teilweise ist es sogar aufgrund von gesetzlichen Vorgaben nicht möglich, Personen mit Epilepsie in bestimmten Tätigkeitsfeldern zu beschäftigen. Hinzu kommt, dass viele Arbeitgeber die Meinung vertreten, dass Epileptiker nicht sehr belastbar seien, sie aufgrund der Erkrankung häufig ausfallen würden und auch lang andauernde Einschränkungen der Arbeitsfähigkeit eintreten könnten. Demzufolge befürchten sie wiederkehrende Arbeitsausfälle, die eine große finanzielle Belastung für das Unternehmen und Mehrarbeit für die Kollegen bedeuten könnten.

Die Epileptiker tragen hier die große Last, dass sie vielen Vorurteilen, Halbwahrheiten und Verallgemeinerungen gegenüberstehen. So wird meistens nicht differenziert, ob die Krankheit mit Medikamenten einstellbar ist, um welche Form der Epilepsie es sich handelt, wie häufig die Anfälle tatsächlich noch auftreten, wie umfangreich die jeweilige Qualifikation ist, oder wie ökonomisch der Arbeitsplatz ausgestattet ist. Somit werden die Betroffenen über einen Kamm geschert, obwohl nicht jeder von ihnen gleich schwer krank ist. Einzelfallentscheidungen bleiben allerdings aufgrund der vielen Vorurteile und der großen Unwissenheit der Arbeitgeber oftmals auf der Strecke. Eine ehrliche Antwort, warum man den Arbeitsplatz nicht bekommen hat, erhalten viele Betroffene letztendlich nicht. Vielmehr wird häufig ein anderer Grund vorgeschoben, der für das Unternehmen unverfänglicher klingt. Ein nachvollziehbarer Grund liegt allerdings dann vor, wenn die Tätigkeit einen Führerschein erfordert, aber eine epilepsiebedingte Fahruntauglichkeit besteht. Während Arbeitgeber aus besagten Gründen also per se von beeinträchtigenden Faktoren ausgehen, machen sich viele Personen mit Epilepsie z.B. bei der Bewerbung selbst das Leben unnötig schwer. Dies hängt in vielen Fällen mit der Krankheit als solche zusammen, denn viele Betroffene leiden aufgrund ihrer Epilepsie unter einem verminderten Selbstwertgefühl. Statt mit erhobenem Haupt auf die potentiellen Arbeitgeber zuzugehen und sich selbstsicher ‚zu verkaufen', fehlt vielen Betroffenen oft der Mut und die Fähigkeit für ein sicheres Auftreten.

So leben sie quasi mit einer doppelten Belastung. Zum einen mit der Krankheit als solche und zum anderen mit der Scham aufgrund der Krankheit. Diese Situation kann sich zu einem unliebsamen Teufelskreis entwickeln. Wer als Epileptiker gerade erst vor der Entscheidung einer Berufswahl steht, sollte seine Möglichkeiten entsprechend berücksichtigen. Dies gilt auch dann, wenn ein Studium ansteht und noch kein klar umrissener Berufswunsch existiert.

Je mehr man sich mit den Möglichkeiten auseinandersetzt, die die Epilepsie mit sich bringt, desto größer werden die Chancen sein, eine geeignete Tätigkeit zu finden, bei der sowohl der Arbeitgeber als auch der an Epilepsie erkrankte Mitarbeiter zufrieden sein können und eine langfristige Berufstätigkeit möglich wird. Anders sieht es natürlich aus, wenn die Epilepsie unerwartet in das Leben eintritt, und bereits ein Arbeits- oder Ausbildungsplatz vorhanden ist. In diesen Fällen muss festgestellt werden, ob die Krankheit die Arbeitsfähigkeit beeinträchtigt oder sogar unmöglich werden lässt. Vielleicht lassen sich Alternativen im gleichen Beruf finden oder Weiterbildungsmöglichkeiten zur Ausübung eines anderen Berufsbildes in derselben Firma.

Bei Auszubildenden ist abzuklären, ob nicht während der Ausbildung ein anderes Tätigkeitsfeld gewählt werden kann, um nicht einen Abschluss zu erhalten, der einem später nicht viel nutzen wird. Auch eine zeitnahe Umschulung, die eine Beschäftigungsmöglichkeit trotz der Erkrankung bietet, ist eine Option. Sollte die Krankheit so stark ausgeprägt sein, dass eine Ausübung der Arbeit gar nicht mehr möglich ist, bleibt im ungünstigsten Fall nur die Frühberentung. Und wenn diese im sehr jungen Alter eintritt, bedeutet dies für die meisten Betroffenen einen enormen finanziellen Einschnitt.

Doch bis es soweit kommt, kann man heutzutage mit vielfältigen Gestaltungsmöglichkeiten der Arbeitsbedingungen reagieren. Für viele Arbeitnehmer mit Epilepsie bietet sich problemlos Computerarbeit an, die im Idealfall von zuhause aus praktiziert werden kann.

Darüber hinaus können auch gewisse Vorkehrungen getroffen werden. Wenn beispielsweise bekannt ist, dass die Anfälle überwiegend in den frühen Morgenstunden auftreten, könnte die Arbeitszeit grundsätzlich auf einen späteren Beginn gelegt werden, sofern dies mit dem Ablauf im Unternehmen vereinbar wäre. Oder wenn man weiß, dass die Anfälle hauptsächlich nachmittags eintreten, kann der Arbeitgeber dafür sorgen, dass zu dieser Tageszeit immer ein weiterer Kollege im Büro anwesend ist.

Wer schon seit mehreren Jahren in einem Unternehmen beschäftigt ist, und erst während seiner Berufstätigkeit an Epilepsie erkrankt, hat meistens bessere Voraussetzungen, dass sich der Arbeitgeber kooperativ zeigt, wenn es um eine Lösung für einen passenden Arbeitsplatz geht. Wenn man die Qualitäten und Qualifikationen dieses Mitarbeiters zu schätzen weiß, will ein Unternehmen häufig an diesem festhalten. Dennoch ist auch eine langjährige Firmenzugehörigkeit keine Garantie für entsprechende Loyalität. In bestimmten Situationen ist der Arbeitgeber allerdings verpflichtet, seinem Arbeitnehmer einen anderweitigen Arbeitsplatz zur Verfügung zu stellen. In einigen Fällen und bei zu großen Bedenken seitens des Arbeitgebers kann es eine akzeptable Lösung sein, seine Arbeitskraft freiberuflich anzubieten. Dadurch reduziert das Unternehmen sein Risiko, unerwünschte Ausfallkosten aufgrund der Erkrankung tragen zu müssen, und man selbst kann sein Arbeitspensum ganz individuell an die körperliche Verfassung anpassen.

Bei genauerer Betrachtung kommen nur vergleichsweise wenige Berufe in Betracht, die für Menschen mit Epilepsie gänzlich ungeeignet sind. Dies sind in erster Linie Berufe, die mit einem erhöhten Gefahrenpotential für den Epilepsie-Betroffenen selbst und seine Umwelt einhergehen. Dazu gehören zum Beispiel das Fahren von Bussen, Taxis und LKW sowie Berufe, bei denen die Sturzgefahr sehr groß ist, wie beispielsweise bei Dachdeckern. Auch die Bedienung von Maschinen mit hohem Aufmerksamkeitspotential sind Tätigkeiten, die für Menschen mit Epilepsie nicht geeignet sind.

Patienten mit Anfällen sollten keine Beschäftigungen ausüben, bei der sie sich in größere Höhen, auf Gerüste oder in ähnlich gefährliche Situationen begeben müssen. Schichtdienst ist ebenfalls ungeeignet, da hier der wichtige Schlaf-Wachrhythmus gestört wird, was wiederum Anfälle provozieren kann.
Letztendlich zählt immer die individuelle Situation des Einzelnen. Hier müssen Arzt und Patient gemeinsam, auch in Zusammenarbeit mit der Agentur für Arbeit und Berufsverbänden, handeln. Auch

Neurologen oder Epilepsie-Zentren sind hier wichtige Adressen. Für die Wahl eines passenden Arbeitsplatzes muss auch der Betroffene lernen, seine Fähigkeiten richtig einzuschätzen, damit er später in der ausgeübten Tätigkeit weder unter- noch überfordert ist. Durch die guten medizinischen Entwicklungen wurden in den letzten Jahren sehr gute Therapierfolge bei Epilepsie-Patienten erzielt, die auch die Integration in das Arbeitsleben erleichtern. Auch Operationen führen bei 50 Prozent der Patienten, wenn eine Medikation nicht anschlägt, zu einem Erfolg, da der Betroffene auch anfallsfrei werden kann. Bleiben die Therapien relativ erfolglos, sodass weitere häufige Anfälle auftreten, wird die Berufswahl um einiges schwieriger.

Hier müssen bei der Auswahl der beruflichen Tätigkeit immer zwei Aspekte beachtet werden: Durch die Ausübung dürfen weder die Betroffenen, noch andere gefährdet werden, und auch gesetzliche Regelungen müssen beachtet werden. Bei einer Neueinstellung ist man nicht dazu verpflichtet, wahrheitsgemäß auf Fragen, die die Gesundheit betreffen, zu antworten. Aber da eine Epilepsie mit Anfallshäufigkeit nicht versteckt werden kann, ist es besser, gleich mit offenen Karten zu spielen. Denn der Druck, der durch das Verschleiern der Krankheit wächst, ist zudem eine große Belastung für den Betroffenen. Auch hier liegt es in der Verantwortung des Einzelnen, inwieweit er sich öffnet, ehrlich zu sich und dem Arbeitgeber ist und sich nichts vormacht. Wenn jedoch eine anerkannte Schwerbehinderung vorliegt, so muss der Arbeitnehmer darauf hinweisen. Auch die Frage nach einem Schwerbehindertenausweis muss wahrheitsgemäß beantwortet werden.

Die Thematik,Epilepsie und Arbeit' gestaltet sich sehr komplex und kann immer nur im Einzelfall genau geklärt werden. Eine Beratung, sowie die Suche nach Lösungen und Möglichkeiten, stehen für den Einzelnen an erster Stelle. Das kann ein langer Weg sein, der häufig nicht von heute auf morgen beschritten werden kann. Für eine erfolgreiche Bewältigung dieser Herausforderungen kann auch die Unterstützung des behandelnden Neurologen sehr effektiv sein. Mit ihm gemeinsam kann eine genaue Bestandsaufnahme erfolgen, in der verschiedene Aspekte hinterfragt werden: Um welche Form der Epilepsie handelt es sich, wie häufig sind die Anfälle, welcher Natur sind sie, kommt eine medikamentöse Behandlung oder eher ein operativer Eingriff in Frage, und ist die Arbeitsfähigkeit noch gegeben?

Nach diesen Auswertungen kann die Suche nach einem geeigneten Arbeitsplatz oder einer beruflichen Neuorientierung erfolgen. Dazu ist abzuklären, was der Betroffene sich an Arbeit vorstellen kann und wie die Anforderungen und Gegebenheiten aussehen. Es empfiehlt sich, möglichst viele Informationen zu sammeln, um einen Vergleich mit den eigenen Fähigkeiten und Möglichkeiten und dem Anforderungsprofil durchzuführen.

Ein Aspekt sind auch die Erleichterungen für Menschen, die im Besitz eines Schwerbehindertenausweises sind. Im ZVS Zulassungsverfahren für Studierende können zum Beispiel Wartezeiten verkürzt oder Zugangsnoten verbessert werden. Viele Einrichtungen, wie Städte und Gemeinden haben Arbeitsplätze, die vorzugsweise für Menschen mit einer Behinderung vorgesehen sind. Auch das ist eine gute Möglichkeit, die Chancen auf einen Arbeitsplatz zu erhöhen. Darüber hinaus gibt es auch noch vergünstigende Regelungen wie Zusatzurlaub oder Kündigungsschutz.

Abschließend soll noch ein Aspekt angesprochen werden, der häufig eher unterschwellig existiert und den die Betroffenen für sich aus machen. Durch die Epilepsie fühlen sich viele intuitiv unter Druck gesetzt, härter arbeiten zu müssen als andere Kollegen. Man hat möglicherweise mehr Angst um seinen Arbeitsplatz und will sich durch seinen extremen Arbeitseifer unentbehrlich machen. Man rutscht dann schnell in eine Situation, die zu einer gesundheitlichen Überforderung führen kann und sich nicht günstig auf die Epilepsie auswirkt.

Persönliches Budget – eine wichtige finanzielle Hilfe

Seit 2008 gibt es ein Projekt, das als das „Persönliche Budget" bezeichnet wird. Auf dieses Budget haben alle behinderten Menschen einen Rechtsanspruch, und zwar unabhängig von dem Ausmaß der Behinderung. Normalerweise erhält man im Rahmen dieses Budgets eine Geldleistung, in Einzelfällen werden auch Gutscheine ausgehändigt. Je nach individueller Situation können da monatliche Beträge von mehreren hundert Euro genehmigt werden. Einige Personen bekommen sogar noch deutlich höhere Beträge, aber das kommt immer ganz auf die persönliche Gesamtsituation an. Mir ist bekannt, dass dieses Budget auch in Anspruch genommen werden kann, wenn der Betroffene selbst nicht in der Lage ist, das Budget zu verwalten. Durch das Persönliche Budget wird es unter Umständen möglich, in eine Wohnanlage mit ambulanter Betreuung zu ziehen. Ohne die finanzielle Unterstützung des Persönlichen Budgets wäre das oft nicht möglich.

Bisher fest definierte Dienst- und Sachleistungen werden durch Barleistungen an die Betroffenen ersetzt. Mit diesem Geld können behinderte Menschen sich als Käufer, Kunden oder Arbeitgeber eigenverantwortlich für individuelle Unterstützungsleistungen entscheiden. Neben klassischen Leistungen zur Teilhabe können auch Leistungen der Pflegeversicherung und Leistungen der Hilfe zur Pflege der Sozialhilfeträger einbezogen werden. Im Rahmen einer bundesweiten Informationstour wird die Beauftragte der Bundesregierung für die Belange behinderter Menschen Karin Evers-Meyer (SPD) in Zusammenarbeit mit den Beauftragten der Länder über die Persönlichen Budgets informieren. Seitens des Bundesministeriums für Arbeit und Soziales werden Bundesfachtagungen vor allem für Mitarbeiterinnen und Mitarbeiter der gemeinsamen Servicestellen, der Integrationsfachdienste und Integrationsämter sowie die gesetzlichen Betreuer durchgeführt, damit umfassend und gut beraten rege von dem neuen Angebot Gebrauch gemacht werden kann.[6] Mehr Infos unter: **http://www.caritas.de/glossare/persoenliches-budget**

---

6 http://www.epikurier.de/Persoenliches-Budget.866.0.html

Teilnahme am Straßenverkehr

Es gibt viele unliebsame Themen, mit denen man sich als Mensch mit Epilepsie auseinandersetzen muss. Und zu einem der unliebsamsten Themen gehört sicherlich die Teilnahme am Straßenverkehr in Form der Fahrerlaubnis. Das ist verständlich aus Sicht eines Menschen, der in der heutigen Zeit mobil und flexibel sein möchte oder muss. Den Führerschein zu besitzen, mit dem Auto jederzeit irgendwohin fahren zu können, bedeutet Lebensqualität, Eigenständigkeit und Freiheit. In vielen Fällen bedeutet der Führerschein auch die Voraussetzung, um überhaupt zu seinem Arbeitsplatz zu kommen oder einen Beruf auszuüben.

Wer irgendwann schon mal aufgrund zu vieler gesammelter Punkte eine Weile auf diesen wichtigen Schein verzichten musste, weiß, wie schwer es fallen kann, eine gewisse Zeit auf die Mitfahrgelegenheiten anderer Menschen oder öffentliche Verkehrsmittel angewiesen zu sein. Man ist froh, wenn dann endlich diese endlos wirkenden zwei Monate vorbei sind, und man den langersehnten Führerschein wieder zurückerhält. Wie soll es da erst jemandem ergehen, der diese Perspektive, bereits in wenigen Wochen wieder wie gewohnt hinters Steuer zu dürfen, überhaupt nicht hat? Wie soll man sich fühlen, wenn man aufgrund seiner Epilepsie immer Angst um seine Fahrtüchtigkeit und damit eine weitere Einschränkung der Lebensqualität hat? Doch macht man sich von diesen Emotionen und auch Sentimentalitäten frei, so muss man einräumen, dass das Fahren eines Autos oder eines anderen Fahrzeuges aufgrund einer Epilepsie mit gewissen Risiken verbunden ist.

Es ist das Risiko, dass aufgrund der Epilepsie jederzeit Anfälle auftreten können, das die Krankheit im Straßenverkehr so gefährlich und unberechenbar macht. Und zwar nicht nur für den Betroffenen selbst, sondern genauso auch für seine Mitmenschen. Durch teilweise massive Beeinträchtigungen der Körperfunktionen wie Bewegungsstörungen, Einschränkungen im Hörvermögen einschließlich des vorübergehenden Verlustes des Bewusstseins

kann es zu gefährlichen Situationen kommen. Im Straßenverkehr ist allerhöchste Aufmerksamkeit gefragt, denn schon die kleinste Ablenkung kann als Unfall enden. Und genau das ist der Grund, warum das Führen eines Fahrzeuges bei Menschen mit Epilepsie häufig nicht erlaubt ist oder nicht empfohlen wird.
Um die eigene Gefährdung, die Gefährdung von mitfahrenden Personen und von unbeteiligten Dritten zu vermeiden, wurden im Jahr 2000 die so genannten Begutachtungsrichtlinien zur Kraftfahrereignung herausgegeben. Grundlage dieser Richtlinien ist der § 2 der Straßenverkehrsordnung. Demnach ist man zum Führen eines Fahrzeugs geeignet, wenn man die nötigen körperlichen und geistigen Anforderungen erfüllt.

Die auf diesem Gesetz basierenden Begutachtungsrichtlinien dienen mittlerweile als Basis für Ärzte und Patienten, um die Fahrtauglichkeit von an Epilepsie erkrankten Menschen zu ermitteln. Hier werden genaue Unterscheidungen getroffen, da die Epilepsie viele verschiedene Formen hat und die Anfälle einmalig, mehrmalig oder auch sehr häufig auftreten können. Eigentlich stellen diese Richtlinien Empfehlungen und keine Verbindlichkeit dar. In der Praxis hat es sich mittlerweile jedoch so eingebürgert, dass die Richtlinien fast immer auch als verbindlich gesehen werden.

Als Hauptkriterium der Fahrerlaubnis gilt die Häufigkeit der Anfälle. Dabei wird die Frage gestellt, ob es sich nur um einen einmaligen Anfall handelt, ob es eine behandelbare neu entstandene Epilepsie ist oder ob die Epilepsie schon langjährig vorliegt und sich als therapieresistent gestaltet. Berücksichtigt wird auch, ob bei den Anfällen das Bewusstsein gestört wird, und wie sich die Anfälle auf die Tageszeiten verteilen. Während für die Führerscheingruppe 1 (z. B. Motorräder und PKW) nur vergleichsweise eingeschränkte Bestimmungen gelten, sind die Kriterien zur Fahrerlaubnis Gruppe 2 (z. B. LKW und Fahrgastbeförderung wie Taxi) wesentlich umfassender.
Für die Gruppe 1 gilt allgemein, dass Personen, die epileptische Anfälle oder andere anfallsartige Bewusstseinsstörungen haben, in der Regel nicht in der Lage sind, den Anforderungen zum Führen

eines Kraftfahrzeuges der Gruppe 1 gerecht werden können, so lange sich die Anfälle kontinuierlich wiederholen. Dabei wird in den Richtlinien wiederum nach der Anfallshäufigkeit und Art unterschieden, woraus sich dann Beobachtungszeiträume für den Betroffenen ergeben. Während einer einjährigen Verlaufsbeobachtung soll sich herausstellen, in welcher Ausprägung die Anfälle auftreten. Dabei wird festgehalten, ob es sich um einfache fokale Anfälle ohne Bewusstseinsstörungen handelt, die keine Behinderung beim Fahren bedeuten würden.

Wenn der Betroffene ein Jahr anfallsfrei geblieben ist, stehen die Chancen auf die Fahrtüchtigkeit und somit auch für die Fahrerlaubnis gut. Bei langjährig bestehenden und therapieresistenten Epilepsien sind es 2 Jahre, in denen der Betroffene anfallsfrei sein muss. Die Kontrollen sind im Abstand von 1, 2 und 4 Jahren durchzuführen. Im eigenen Interesse sollte der Epilepsiepatient immer auf eine ordnungsgemäße Dokumentation der Krankheit sowie der Behandlung achten. Das macht nicht nur einen guten Eindruck auf die Verwaltungsbehörden, sondern gibt einem selbst auch Sicherheit und Nachweismöglichkeiten, wenn es doch mal zu Unstimmigkeiten bezüglich der Fahrerlaubnis kommen sollte.

Auch wenn die Fahrerlaubnis aufgrund einer Epilepsie umfangreich geregelt ist, so obliegt es auch immer dem eigenen Verantwortungsbewusstsein der Patienten. Denn obwohl Epilepsiepatienten, die einen Führerschein besitzen und zu Beginn der Krankheit auf die Bestimmungen hingewiesen wurden, wird vermutet, dass sich immer noch vergleichsweise viele Menschen trotz ihrer Epilepsie hinter ein Steuer setzen. Dies wird auch dadurch ermöglicht, dass der behandelnde Arzt zwar ein Melderecht, aber keine Meldepflicht hat. Ein offenes und ehrliches Verhältnis zwischen Arzt und Patient ist aber zum Wohle aller und besonders gegenüber den übrigen Straßenverkehrsteilnehmern sehr wichtig. Der Arzt ist die Person, die den Patienten mit Epilepsie über die Begutachtungsrichtlinien aufklärt und berät. Dazu ist er verpflichtet, und dies wird zudem in einer Akte schriftlich festgehalten. Wenn die Fahrtauglichkeit nicht gegeben ist, muss er das gegenüber dem Patienten eindeutig und klar äußern. Der Patient muss aber diesbezüglich keine Unterschrift leisten, und der Arzt unterliegt der Schweigepflicht. Inwieweit das Führen eines Fahrzeugs also noch möglich ist, und ab wann eine zu große Gefährdung für alle am Straßenverkehr Beteiligten vorliegt, ist also eine äußerst heikle Angelegenheit. Letztendlich ist es immer ein Abwägen zwischen dem individuellen Krankheitsbild und dem Schutz der Mitbürger.

Der Nachrichtendienst t-online meldet am 03.03.2016:

München:
Epileptiker wegen tödlichem Unfall verurteilt

Der Fahrer eines Autos hat einen epileptischen Anfall, rast mit Tempo 70 auf einen Bürgersteig und erfasst eine Rentnerin tödlich. Nun fällte das Amtsgericht München sein Urteil gegen den Mann. Der Fahrer erhält eine Bewährungsstrafe von 22 Monaten und 400 Stunden gemeinnütziger Arbeit. Der 25-Jährige sei der fahrlässigen Tötung und Körperverletzung schuldig sowie der vorsätzlichen Gefährdung des Straßenverkehrs. Den Führerschein muss er für drei Jahre abgeben. Der Epileptiker, bei dem die Krankheit mit 17 erstmals auftrat, hatte sich Ende April 2015 trotz eindringlicher Vorwarnung ans Steuer gesetzt. Er hatte am Morgen schon einmal im Auto einen Anfall erlitten. Im Krankenhaus wurde er behandelt und schriftlich ermahnt, sich nicht wieder ans Steuer zu setzen. Er tat es trotzdem. Am Nachmittag krampfte er erneut und verlor die Kontrolle über den Wagen. Der rammte mit fast 70 Stundenkilometern ein anderes Fahrzeug von hinten und schleuderte ungebremst auf den Gehweg. Eine Rentnerin erlitt tödliche Verletzungen, ein weiterer Fußgänger wurde schwer verletzt.[7]

---

7 http://www.t-online.de/nachrichten/panorama/id_77159814/muenchen-epileptiker-wegen-toedlichem-unfall-verurteilt.html

Sport bei Epilepsie

Auch wenn durch die Epilepsie einige Aktivitäten nicht uneingeschränkt möglich sind, so kann man in den meisten Fällen trotzdem noch ein sehr erfülltes und ziemlich normales Leben führen. In manchen Situationen sind gewisse Anpassungen erforderlich, um das Auftreten der Anfälle nicht gerade zu provozieren. Dies gilt insbesondere für das Ausüben bestimmter Sportarten, die aufgrund der Epilepsie gewisse Vorsichtsmaßnahmen erfordern. Hauptsächlich betrifft dies Wassersportarten und Aufenthalte in gewissen Höhen wie Bergwanderungen mit einer erhöhten Absturzgefahr. Einige Sportarten sollten grundsätzlich nicht ausgeübt werden wie unter anderem Fallschirmspringen, Drachenfliegen, Boxen und Schießsport.

Die jeweilige Sportart sollte also sehr sorgfältig ausgewählt werden. Häufig müssen unbedingt zusätzliche Sicherheitsmaßnahmen ergriffen werden, und dennoch ist es in manchen Fällen auch trotz der Vorkehrungen notwendig, auf die eine oder andere Sportart zu verzichten. Denn man darf nie vergessen, dass plötzlich auftretende epileptische Anfälle immer ein erhöhtes Verletzungsrisiko bedeuten. Epilepsie-Betroffene, die vor dem Ausbruch ihrer Krankheit Sport betrieben haben, versuchen meistens, ihrer Sportart weiter nachzugehen. Hier ist es wichtig, die möglichen Gefahren abzuschätzen, die damit einhergehen können. Andererseits sollte man auch nicht zu viel Angst entwickeln und deshalb grundsätzlich auf eine Sportteilnahme verzichten. Denn auf der anderen Seite kann regelmäßige Bewegung trotz seiner gewissen Gefahren auch eine gewisse vorbeugende Wirkung haben und zu einer deutlichen Verbesserung des Wohlbefindens beitragen. Ein weiterer wichtiger Aspekt ist das Gemeinschaftsgefühl, das bei vielen Sportarten aufkommt. Denn nimmt man teil am Gruppensport, bekommt man wertvolle soziale Kontakte, die umso wichtiger sind, je isolierter man aufgrund seiner Arbeitslosigkeit oder allgemeinen Kontaktarmut ist. Bei Kindern führt die Nichtteilnahme am Sportunterricht schnell zu Ausgrenzungssituationen, Mobbing und Einschüchterung. Gerade für sie ist es oft sehr wichtig, in die Sportgemeinschaft integriert zu werden und sich durch sportliche Leistungen auch ein stärkeres Selbstbewusstsein zu verschaffen. Trotzdem besteht natürlich eine große Unsicherheit, welche Sportarten überhaupt noch ausgeübt werden können. Denn welcher Sport ist schon völlig ohne Risiko?

Besonders Wassersportarten bergen diesbezüglich ein ernstes Gefahrenpotential. Tritt nämlich im Wasser ein Anfall ein, führt eine starke anfallsbedingte Ausatmung zu einem schnellen Absinken des Körpers im Wasser. Kommt es hingegen zu einer Einatmung, die unter Wasser erfolgt, gelangt Wasser in die Lunge. Aus diesen nachvollziehbaren Gründen ist es naheliegend, Sportarten an Land zu bevorzugen. Wer dennoch Wassersportarten ausüben möchte, sollte sich aufs Schwimmen beschränken und von Sportarten wie Tauchen und Surfen absehen. Beim Schwimmen sollte zudem unbedingt eine Betreuungsperson anwesend sein, die um die Gefahr der epileptischen Anfälle weiß und über die Handhabung eventueller Notfälle informiert ist. Sicherheitshalber sollte man eine Auftriebshilfe nutzen, um einem Ertrinken entgegenzuwirken. Eine auffällige Badekappe mit einer Signalfarbe hilft hier dem diensthabenden Bademeister, schnell eine Notsituation zu erkennen. Es gibt zudem einige Empfehlungen, die beim Ausüben von Sport bei Epilepsie gegeben werden. Bei der Entscheidung für oder gegen eine Sportart sollte man sich am besten daran orientieren, ob diese nicht zu hoch, nicht zu schnell, aber auch möglichst nicht im Wasser stattfindet. Eine weitere Orientierung bietet die Empfehlung, die Dauer der Anfallsfreiheit zu berücksichtigen. Wenn die Anfälle länger als ein Jahr gar nicht mehr eingetreten sind, können unter Berücksichtigung gewisser Vorsichtsmaßnahmen fast alle Sportarten durchgeführt werden. Wenn jedoch noch regelmäßig Anfälle auftreten, wird eine intensive Überwachung während des Sports notwendig. In solchen Fällen sollte der Sport niemals alleine durchgeführt werden.

Doch diverse Vorsichtsmaßnahmen können das Gefahrenpotential noch weiter reduzieren. So sollte man bei bestimmten Sportarten (Fahrradfahren, Reiten, Wintersport) Schutzhelme tragen, bei der Leichtathletik auf Stabhochspringen verzichten, bei Ballspielen Kopfbälle verhindern und bei einer Fotosensibilität eine spezielle Brille tragen. Bei Mannschaftssportarten ist es sinnvoll, entscheidende Mitspieler über die Epilepsie zu informieren. So kann sichergestellt werden, dass keine unsinnigen Maßnahmen im Falle eines Anfalls ergriffen werden. Wenn die Anfälle immer zur gleichen Tageszeit auftreten, sollte man die Sportart nicht unbedingt in dieser risikoreichen Zeit ausüben. In Phasen einer Medikamentenumstellung sollte mit dem behandelnden Arzt abgeklärt werden, ob in dieser Zeit das Ausüben von Sport möglich ist. Da in diesen Phasen die Gefahr für Anfälle zunehmen kann, ist es möglicherweise sinnvoll, vorübergehend auf den Sport zu verzichten.

Epilepsie und Reisen

Flugreisen

Eine Flugreise bedeutet für viele Menschen eine besondere Situation, da muss man gar nicht an Epilepsie erkrankt sein, um dies so zu empfinden. Auch wenn Fliegen heutzutage zu einem Massenphänomen geworden ist, so ist man als Durchschnittsbürger dennoch weit davon entfernt, dass Fliegen zum Alltag gehören würde. So können die Enge in den Flugzeugen, die schlechte Luft und Störungen des Schlafrhythmus für jeden Flugpassagier eine besondere Belastung bedeuten. Und wer als Epileptiker fliegt, macht sich möglicherweise noch ganz andere Sorgen: Bloß keinen Anfall im Flugzeug zu erleiden. Sicherlich ist diese Sorge berechtigt, aber dennoch muss man aufgrund der Erkrankung nicht grundsätzlich aufs Fliegen verzichten. Stattdessen kann man mit einigen Vorsichtsmaßnahmen für mehr Sicherheit sorgen und im Vorfeld bei der jeweiligen Fluggesellschaft die jeweils gültigen Richtlinien erfragen. Da sich jede Fluggesellschaft an unternehmensspezifischen Richtlinien orientiert, und um unangenehme Überraschungen zu vermeiden, ist es unverzichtbar, rechtzeitig vor der Reise mit der Fluggesellschaft Kontakt aufzunehmen.

Häufig werden Einzelfallentscheidungen getroffen, einige Fluggesellschaften verlangen eine Flugtauglichkeitsbescheinigung, die sich an der Fahrtauglichkeit orientiert, andere hingegen wollen lediglich über die Krankheit informiert werden. Es gibt auch Airlines, die eine erhöhte Medikamenteneinnahme kurz vor dem Antritt der Flugreise empfehlen. Wiederum andere begnügen sich damit, wenn die Medikamente samt Beipackzettel im Handgepäck mitgeführt werden. Es ist also ein wahrer Dschungel an Vorschriften, die die einzelnen Fluggesellschaften für sich erlassen haben. Häufig machen die Fluggesellschaften ihre Entscheidung oder Auflagen von der Anfallsart und der Häufigkeit der Anfälle abhängig. Aber da sich die Bestimmungen immer wieder ändern, ist es ratsam, vor jeder erneuten Flugreise die jeweils gültigen Richtlinien zu erfragen. Erkundigen sollte man sich in diesem Zusammenhang auch bezüglich der Konsequenzen, die sich bei der Fluggesellschaft im Falle eines Anfalls an Bord ergeben könnten. Diese Konsequenzen könnten im Extremfall auch eventuelle Kosten sein, die aufgrund einer epilepsiebedingten Notlandung entstehen können. Obwohl man dies in der Öffentlichkeit kaum mitbekommt, so kommt es doch mehrmals jährlich zu Notlandungen, die aufgrund eines epileptischen Anfalls an Bord erforderlich werden. Die Option der Notlandungen wird von den Airlines in der Regel nur in Extremfällen genutzt, dennoch kann dies im ungünstigsten Falle unliebsame finanzielle Überraschungen bergen. Deswegen kann gar nicht genug darauf hingewiesen werden, dass es enorm wichtig ist, sich im Vorfeld umfangreich über die jeweiligen Bestimmungen der Airline zu informieren.

Aufgrund der vielseitigen Auflagen und Bedingungen, die die Fluggesellschaften bei Epilepsie-Passagieren geltend machen, kann man sich mitunter schon im Vorfeld vom Fliegen abschrecken lassen. Man darf sich von den vielen Richtlinien aber nicht völlig vereinnahmen lassen, denn es gibt einige Airlines, bei denen das Mitfliegen ohne große Einschränkungen möglich ist. Und jedes Jahr fliegen viele tausende Epilepsie-Betroffene ohne Probleme durch die Welt.

Im Übrigen sind bisher keine konkreten Anhaltspunkte bekannt, dass das Fliegen als solches epileptische Anfälle auslösen könnte. Es ist vielmehr so, dass sich das Risiko eines Anfalls im Flugzeug erhöhen kann, indem der Schlafrhythmus durcheinander gerät und hierdurch ein Anfall begünstigt werden kann. Dies ist ein Grund, warum Epilepsie-Passagieren häufig von einem nächtlichen Langstreckenflug abgeraten wird.

Um das Risiko eines Anfalls zu reduzieren, ist es sehr wichtig, dass die Medikamente trotz einer möglichen Zeitverschiebung zu der Zeit eingenommen werden, wie man es am Abflugort gewöhnt war.

Hilfreich kann es sein, für diesen Fall zwei Uhren mit sich zu tragen, sodass man auf die Schnelle immer die ,Medikamentenzeit' ablesen kann. Ideal wäre es, wenn diese Medikamentenuhr ein Signal geben würde, sobald die Medikamenteneinnahme erforderlich ist. Besprechen Sie diesen Aspekt vor Ihrer Flugreise unbedingt mit Ihrem behandelnden Arzt. Im Zweifelsfall kann auch der Medizinische Dienst der Fluggesellschaft eine hilfreiche Adresse sein. Da Sie auf Ihre regelmäßige Medikation angewiesen sind, befördern Sie Ihre Arznei unbedingt in Ihrem Handgepäck und nicht im Koffer. Im Falle eines Verlustes desselbigen oder einer verspäteten Kofferlieferung sind Sie so auf der sicheren Seite und stehen in Ihrem Zielgebiet nicht ohne Ihre Medizin da. Wenn Sie Ersatzmedikamente mitnehmen, bringen Sie diese separat von Ihren Hauptmedikamenten unter wie beispielsweise im Handgepäck Ihres Partners.

Aufgrund der derzeit gültigen Sicherheitsvorkehrungen in Flugzeugen ist es immer wieder schwierig, flüssige Arzneimittel im Handgepäck mitzuführen. Momentan ist es notwendig, die Flüssigkeiten in kleinen Behältern mit einer Größe von maximal 100 ml zu befördern. Hierüber muss eine ärztliche Bescheinigung vorliegen, dass man diese Medikamente tatsächlich benötigt. Auch wenn Sie diese Bescheinigung mit sich führen und diese auf Englisch übersetzt ist, so kann es trotzdem immer wieder zu Diskussionen beim Check In kommen.

Noch schwieriger wird es meistens, wenn man (medizinische) Flüssigkeiten mit sich führt, die mehr als 100 ml umfassen. Normalerweise ist hierfür eine Erlaubnis der Fluggesellschaft sowie des Flughafens erforderlich. Da sich die Sicherheitsbestimmungen permanent verändern, sollte man sich rechtzeitig vor der Reise entsprechend informieren, um am Flughafen keine unliebsamen Überraschungen zu erleben.

Weil in vielen Ländern sehr unterschiedliche Rechtsvorschriften existieren, ist es immer ratsam, eine ärztliche Bescheinigung über die Notwendigkeit und Legitimation der Medikamenteneinnahme mit sich zu führen. Besonders in Ländern, in denen die Drogengesetze äußerst streng gehandhabt werden, ist man gut beraten, lieber ein Dokument zu viel als eines zu wenig mit sich zu führen.

Medikamente im Reiseland

Wenn Sie einen längeren Auslandsaufenthalt planen, erkundigen Sie sich vor Ihrer Reise über die Möglichkeit, im Notfall die Medikamente zu erhalten, die Sie regelmäßig benötigen. Erkundigen Sie sich, ob diese in Ihrem Zielgebiet unter einem anderen Namen geführt werden, und ob die Zusammensetzung identisch ist. Wenn Sie sich mit einem zu großen Medikamentenvorrat von zuhause aus eindecken, kann dies zu Problemen führen, indem Sie möglicherweise gegen Einreisebestimmungen verstoßen oder sich die Qualität der Medikamente durch eine hohe Luftfeuchtigkeit oder extreme Klimaschwankungen reduziert.

Bei einem längeren Auslandsaufenthalt wird es sehr wahrscheinlich erforderlich sein, vor Ort einen Arzt aufzusuchen, der die notwendigen Verschreibungen anordnen kann. Nehmen Sie hierfür eine Bescheinigung Ihres Arztes mit, aus der hervorgeht, welche Präparate Sie benötigen. Da viele Medikamente im Ausland unter anderen Namen geführt werden, ist es häufig auch sinnvoll, die Wirkstoffe auf Englisch aufzuschreiben, die in den Medikamenten enthalten sein müssen.

Übersetzung der Krankenakte

Je länger Sie sich im Ausland aufhalten, desto besser sollten Sie vorbereitet sein. Dies bedeutet, dass Sie möglichst umfangreiche Unterlagen mit sich führen sollten, aus denen Ihre gesundheitliche Situation deutlich hervorgeht. Es ist empfehlenswert, sich die wichtigsten Krankenakten in die jeweilige Landessprache übersetzen zu lassen, da dies Ihre Behandlung vor Ort deutlich verbessern wird.

Damit sich keine Übersetzungsfehler einschleichen, die zu schwerwiegenden Behandlungsfehlern in Ihrem Reiseland führen könnten, sparen Sie in diesen Momenten nicht am falschen Ende. Geben Sie Ihre Krankendokumente einem professionellen Übersetzer, der sich auch mit medizinischen Fachausdrücken auskennt, sodass Sie die wichtigsten Informationen in der jeweiligen Landessprache verfügbar haben.

Versicherung

Bevor Sie Ihre Reise antreten, überprüfen Sie unbedingt Ihren Krankenversicherungsschutz für Ihren Aufenthalt im Ausland. Achten Sie nicht nur darauf, dass die örtlichen Behandlungskosten übernommen werden, sondern auch, dass ein Rücktransport in Ihr Heimatland durch die Versicherung abgedeckt ist. Lesen Sie die Versicherungsbedingungen gründlich und achten Sie unbedingt auf mögliche Ausschlussklauseln, um unangenehme Überraschungen zu vermeiden.

Vorsicht bei Durchfall und Erbrechen

Durch Reisen in andere Länder wird das Verdauungssystem häufig auf die Probe gestellt. Wenn ungewohnte Speisen gegessen werden oder die hygienischen Verhältnisse unzureichend sind, kann der Verdauungstrakt schnell rebellieren, was sich häufig durch Durchfall und Erbrechen äußert.

Dieser Aspekt ist für Personen mit Epilepsie sehr wichtig, die regelmäßig Antiepileptika einnehmen, denn durch den Durchfall oder das Erbrechen kann die Wirksamkeit der Medikamente nachlassen. Um das Risiko eines epileptischen Anfalls hierdurch nicht zu erhöhen, ist es in diesen Fällen häufig notwendig, die Dosierung zu erhöhen. Wie die Dosiserhöhung ausfallen soll, darf nicht eigenmächtig festgelegt werden, sondern muss in Absprache mit einem Arzt erfolgen. Besprechen Sie eine derartige Vorgehensweise am besten schon vor Reiseantritt mit Ihrem behandelnden Arzt ab und kontaktieren Sie im Falle von Durchfall oder Erbrechen zusätzlich einen ortsansässigen Mediziner, der sich mit Epilepsie auskennt.

Impfungen und Prophylaxe

Je nach Reiseland kann es erforderlich sein, bestimmte Impfungen nachzuweisen. Diese sollte man nicht so leichtfertig über sich ergehen lassen, wie es immer wieder von den Anbietern propagiert wird. Dies gilt für gesunde Menschen und für Epilepsie-Kranke erst recht. Immerhin werden mittlerweile auch Impfungen verdächtigt, epileptische Anfälle auslösen zu können. Überprüfen Sie die Notwendigkeit der Impfungen sehr sorgfältig, und wägen Sie die Risiken und Nutzen der Impfung gewissenhaft ab. Bei einigen Patienten sollte grundsätzlich auf Impfungen verzichtet werden. Dies wird dann angeraten, wenn Behandlungen zur Unterdrückung des Immunsystems führen, wie es bei Corticoiden und ACTH der Fall ist. Unabhängig von der Form der Epilepsie wird von Impfungen abgeraten, die gegen Cholera, Typhus und Paratyphus eingesetzt werden. Wenn Sie in ein malariagefährdetes Reiseland fliegen, kann es wichtig sein, eine entsprechende medikamentöse Prophylaxe durchzuführen. Bedenken Sie aber unbedingt, dass Malaria-Prophylaxe-Medikamente bei Epilepsie-Kranken zu großen Problemen führen können. Erkundigen Sie sich im Vorfeld bei erfahrenen Ärzten (z. B. bei Tropenmedizinern), welche Möglichkeiten für Ihre ganz persönliche gesundheitliche Situation bestehen.

Notfall

Für einen Notfall ist es wichtig, dass Sie Ihren SOS-Anhänger auch im Ausland tragen. Am besten sollten die Informationen auf Englisch übersetzt oder in der jeweiligen Landessprache verfasst sein. Wichtig ist, dass Sie zusätzlich zu Ihrem SOS-Anhänger ein Merkblatt in der maßgeblichen Sprache mit sich führen, aus dem hervorgeht, was in Notsituationen mit Ihnen geschehen soll.

Familienangehörige – das wertvolle Fundament

Wenn ein Familienmitglied an Epilepsie erkrankt, betrifft dies zwangsläufig auch die weiteren Anverwandten. Denn sie alle werden mit einer Krankheit konfrontiert, die mitunter sehr einschneidende Veränderungen im Wohnumfeld und im Alltag mit sich bringen kann. Sie alle sind durch die Epilepsie gefordert, indem sie sich mit der Krankheit auseinandersetzen müssen, den Erkrankten schützen möchten, ihm bei den Anfällen zur Seite stehen und ihn immer wieder motivieren, seine Krankheit zu ertragen. Für viele Familien bedeutet eine Epilepsie einen Schicksalsschlag, den man erst einmal verarbeiten und annehmen muss.

Aber nicht jeder Angehörige fühlt sich der Herausforderung gewachsen, ein erkranktes Familienmitglied in dem nötigen Umfang zu betreuen. Somit sind Probleme, die zusätzlich zu der eigentlichen Erkrankung auftreten, leider keine Seltenheit.
Man muss schließlich bedenken, dass der Betroffene selbst meistens ganz gut durch ein Therapiekonzept aufgefangen und betreut werden kann, aber Angehörige jedoch in vielen Fällen sehr auf sich allein gestellt sind. Für sie gibt es kaum therapeutische Möglichkeiten, die sie auffangen könnten, damit sie ihrer Aufgabe besser gewachsen sind.

So bedeutet die Erkrankung für die Angehörigen oftmals eine große Belastung und einen Balanceakt, den sie vormals nie in ihrem Leben erlernt haben. Sie müssen häufig durch eigenes Ausprobieren erfahren, wie der Umgang mit dem Epileptiker möglich ist. Und diese Praxis müssen alle Familienmitglieder lernen, egal ob Ehepartner, Tochter, Sohn, Schwester, Bruder oder Oma und Opa. Jeder für sich muss einen Weg finden, wie er mit dem erkrankten Familienmitglied umgehen kann, um nicht selbst zu stark unter der möglicherweise bedrückenden Situation zu leiden. Dabei gilt es aber auch, dem Betroffenen dennoch genug Halt zu geben, damit dieser trotz seiner Krankheit eine mögliche Normalität erfahren kann. Denn jede Hilfe ist wichtig für den Erkrankten, auch wenn sie zunächst noch so klein erscheint.

Da sich eine Epilepsie in vielen Fällen nicht erst über einen langen Zeitraum hinweg ankündigt, sondern von heute auf morgen in das Leben der ganzen Familie hineinstürzt, sind viele Angehörige besonders in der Anfangsphase schnell überfordert. Sie werden plötzlich damit konfrontiert, dass ihr Familienmitglied möglicherweise öfter epileptische Anfälle bekommt, dass der Alltag eventuelle Einschränkungen erfordert, dass der Arbeitsplatz gefährdet sein könnte oder dass Probleme in der Schule entstehen, wenn es sich um ein Kind handelt. Die Probleme, die ab jetzt anstehen, sind vielfältig und nicht immer leicht zu lösen.

Dennoch – man ist ab dem Tag der Diagnose nicht völlig allein. Denn es gibt Hilfe von außen, einen hoffentlich verständnisvollen Therapeuten und möglicherweise auch eine Klinik, in der sich der Erkrankte wohl fühlt und seinen Gesundheitszustand annehmen und verbessern kann.

Während in früheren Jahren die Angehörigen in die Therapiekonzepte meistens nicht integriert wurden, kommt es mittlerweile immer häufiger vor, dass sie in das Behandlungskonzept eingebunden werden. Sie werden meistens nicht mehr als störende oder gar schuldige Familienangehörige ausgegrenzt, sondern als wertvolle Wegbegleiter der Erkrankten gesehen.

Ein besonderes Augenmerk wird mittlerweile auf die Kinder gerichtet, wenn ein Elternteil erkrankt ist. Denn sie sind der Erkrankung meistens völlig schutz- und hilflos ausgeliefert und erfahren in ihrer prägendsten Lebenszeit sehr einschneidende Erlebnisse, die gravierende Auswirkungen auf ihr weiteres Leben haben. So können sie Schuldgefühle entwickeln, weil sie sich für den schlechten Gesundheitszustand der Eltern verantwortlich fühlen. Und wenn aufgrund eines Anfalls der gewohnte und direkte Kontakt zu dem erkrankten Elternteil nicht möglich ist, führt dies möglicherweise zu prägenden Verunsicherungen. Sie wollen in diesen Momenten wissen, warum sich der Vater oder die Mutter genauso und eben nicht anders verhält. Kinder brauchen in solchen Momenten altersentsprechende Erklärungen und Hilfestellungen, damit sie in ihrer kindlichen Entwicklung keine bleibenden Störungen davon tragen. Möglicherweise ist es sinnvoll, das Kind auch therapeutisch zu begleiten, damit es möglichst unbeschadet aus der Situation hervorgehen kann.

Hilfreich ist oftmals auch das Hinzuziehen weiterer Bezugspersonen, die möglichst aus der Familie rekrutiert werden können wie beispielsweise die Großeltern oder Paten.

Während die Betreuung von Kindern und Ehepartnern in den vergangenen Jahren deutlich verbessert wurde, ist hingegen die Einbeziehung von Geschwistern noch sehr selten, wenn das erkrankte Mitglied ein Kind ist. Sie sind in Therapiekonzepten meistens einfach nicht vorgesehen, obwohl auch sie direkt mit dem kranken Familienmitglied konfrontiert werden, unter der Erkrankung leiden, aber auch eine große Stütze für das Geschwisterkind bedeuten können. Denn in vielen Fällen wird durch die Erkrankung das geschwisterliche Band intensiv gestärkt. Und je nach Vertrauen untereinander sind es oftmals die Geschwister und eben nicht immer die Eltern, die ein besonders inniges Verhältnis zu dem erkrankten Kind haben.

Um also die gesamte Familie im Umgang mit der Krankheit vorzubereiten, ist es sinnvoll, direkt von Anfang an entsprechende Beratungsgespräche mit allen Beteiligten zu führen. Dies fördert das Verständnis für das erkrankte Familienmitglied und hilft dabei, gewisse Unsicherheiten zu beseitigen. Auch das Gefühl, dass man sich als Familie mit seinem Schicksal allein gelassen fühlt, kann auf diese Art und Weise reduziert werden.

Umgang der Mitmenschen mit einer Epilepsie

Epilepsie wird immer noch von vielen Vorurteilen und Falschinformationen begleitet. Für viele Menschen ist sie eine Krankheit, die man sich nicht vorstellen kann und falls doch, dann entsprechen viele dieser Vorstellungen nicht der Realität.
Als Betroffener weiß man um diese vielen Vorurteile und versucht demzufolge, seine Erkrankung häufig so lange wie möglich zu verschweigen und sie möglichst lange zu kaschieren. Doch spätestens beim ersten Anfall, den die Mitmenschen miterleben, ist das Versteckspiel vorbei. Denn ab jetzt hat die Krankheit ein Gesicht bekommen. Sie lässt sich nun mal nicht so „verleugnen" wie andere Erkrankungen denen auch mit so vielen Vorurteilen begegnet wird wie beispielsweise Depressionen und Psychosen. Nein, epileptische Anfälle können jederzeit und an jedem Ort auftreten, und bei einer schweren Ausprägung sind sie nun mal nicht zu übersehen.

Doch dieses Kaschieren ist geradezu typisch für unsere heutige Gesellschaft. Probleme werden so lange wie möglich verdeckt, nach außen soll die heile Welt dargestellt werden; bloß keine Schwächen eingestehen oder Krankheiten, die ein schlechtes Image haben.
Neben dem Betroffenen selbst ist es auch die Familie, die sehr unter dieser Erkrankung leidet. Besonders der Partner wird sehr gefordert, wenn er den Alltag mit einem epileptischen Menschen bewältigen muss. Allerdings ist es meistens auch der Lebensgefährte, der die größte Stütze ist. Und der das Gefühl vermitteln kann, immer da zu sein und die Erkrankung auch als solche anerkennt. Es ist ganz wichtig, dem erkrankten Menschen zu vermitteln, dass er verstanden wird, und man die Krankheit ernst nimmt - ganz frei von unbegründeten Vorurteilen. Außerdem hilft es ungemein, wenn der gesunde Partner mit zum Arzt geht, sich mit Literatur über die Krankheit eindeckt und versucht, gemeinsam den Weg der Genesung zu gehen. Was zudem häufig vernachlässigt wird, ist die Tatsache, dass auch das Leben des gesunden Partners möglicherweise komplett auf den Kopf gestellt wird. Dies wird schon allein dadurch bedingt,

dass jederzeit ein erneuter Anfall eintreten kann, ganz egal, wo man sich gerade befindet. Die Sorge besteht dann darin, zur rechten Zeit am rechten Ort zu sein, um dem Betroffenen bei einem Anfall zur Seite stehen zu können.

Leider gibt es aber auch immer wieder die Erfahrung, dass sich Familienangehörige und bisherige Freunde von einem abwenden, sich nicht kümmern und durch Abwesenheit auffällig werden. Eine weitere Belastung für die erkrankte Person, wenn sich derartige menschliche Enttäuschungen noch zusätzlich zur Erkrankung gesellen. Dass solche Enttäuschungen dem Gesundungsprozess des Betroffenen alles andere als zuträglich sein können, ist selbsterklärend. Denn soziale Isolation ist in diesen Momenten das Letzte, was man als chronisch Erkrankter gebrauchen könnte.

Dennoch ist es auch notwendig, für die Mitmenschen Verständnis aufzubringen. Es ist häufig keine böse Absicht, die sich hinter deren Verhalten verbirgt. Vielmehr sind es Unsicherheiten und Ängste, wie man mit der Krankheit umgehen soll, die den Umgang untereinander so schwierig machen und einem offenen Miteinander im Wege stehen.

Der Bedarf an Aufklärung aller Beteiligten, die mit an Epilepsie erkrankten Menschen in Kontakt stehen, ist zweifelsohne immer noch sehr groß. Neben den direkten Angehörigen sind es häufig auch Mitarbeiter in Kindergärten, Lehrer und Ärzte, die mehr Informationen über den Umgang mit der Epilepsie benötigen.

Vorurteilen und Stigmatisierungen begegnen

Als epileptisch erkrankter Mensch leidet man nicht nur enorm unter dieser bedrohlichen Krankheit, sondern man wird zusätzlich noch mit sehr viel Unverständnis seiner Mitmenschen konfrontiert. Und da Epilepsie auch heute noch tabuisiert wird und mit einem Stigma versehen ist, haben viele Betroffene verständlicherweise Angst vor negativen Reaktionen aus ihrer Umgebung.

Erschwerend kommt hinzu, dass die Epilepsie in den Medien oftmals falsch dargestellt wird und Irrtümer und Vorurteile verbreitet werden, die der Erkrankung in keiner Weise entsprechen.
Für die Betroffenen ist die Erkrankung also mehrfach belastend.

Durch die Erkrankung werden viele Betroffene zumindest vorübergehend erwerbsunfähig. Wenn sie von der Familie finanziell nicht aufgefangen werden, ist das Harz 4-Dilemma meistens nicht mehr aufzuhalten, und die Spirale dreht sich unweigerlich nach unten. Denn ohne Job gibt`s nicht die gewünschte Wohnung, das soziale Umfeld nimmt aufgrund dieser ominösen Krankheit sowieso schon seit langem lieber Abstand, und ein neuer Arbeitsplatz ist meistens auch erst einmal in weite Ferne gerückt. Denn wer stellt schon einen Menschen mit Epilepsie ein? Die soziale Ausgrenzung ist eine unvorstellbar große zusätzliche Belastung, der viele an Epilepsie erkrankte Menschen ausgesetzt sind.

Oftmals bleibt einem als Betroffener gar nichts anderes übrig, als den Schritt nach vorn zu wagen und gnadenlos Aufklärungsarbeit zu leisten. Aufräumen mit den lästigen Vorurteilen und zeigen, dass man zwar krank, aber dennoch arbeitsfähig und berechenbar ist. Das fängt im Kleinen an, indem man das eigene Umfeld über die Wirklichkeit dieser Krankheit aufklärt. Und wenn sich von den guten Freunden dennoch einige abwenden, dann erkennt man erst in solchen Krisen die fatale Täuschung!
Sie werden sehen: Genau in den Zeiten solcher Schicksalsjahre zeigt sich, wer ein wahrer Freund ist! Und Sie werden sich wundern, wer wirklich zu Ihnen halten wird und wer nicht. Seien Sie auf so

manche Überraschung vorbereitet. Im Positiven wie im Negativen. Natürlich wird da auch die eine oder andere Enttäuschung auf Sie warten. Aber voller Freude werden Sie feststellen, dass auch viele neue wahre Freunde gerade durch Ihre Krankheit hinzukommen.

Soziale Hilfen

Soziale Hilfen hören sich noch immer wie ein Almosen an, und nicht selten haben Personen, egal ob krank oder gesund, Scham, diese auch in Anspruch zu nehmen. Aber es gibt sie und das nicht nur auf dem Papier. Und jeder sollte sie im Bedarfsfall auch nutzen, denn dazu sind sie da. Und so können auch Menschen, die an Epilepsie erkrankt sind, eine Reihe von Hilfsangeboten in Anspruch nehmen, die das Leben erleichtern können.

Dabei ist insbesondere der finanzielle Aspekt ein ganz wesentlicher. Denn nicht nur, dass man möglicherweise nicht mehr arbeitsfähig ist, kommt hinzu, dass Krankheit immer auch Geld kostet. Trotz unseres vergleichsweise komfortablen Gesundheitssystems muss heutzutage jeder Erkrankte viele Dinge selbst finanzieren oder Zuzahlungen leisten, sei es für Arztbesuche, Therapien, Medikamente oder Pflegekräfte. Eltern von epilepsiekranken Kindern können beispielsweise finanzielle Unterstützung bei der Kranken- und Pflegeversicherung beantragen. Die Regelungen sind allerdings sehr vielfältig und abhängig von der individuellen Situation. Von einer unterstützenden Kraft für den Alltag mit einem epileptischen Kind, über medizinisch notwendige Fahrten bis hin zu Kinderkrankengeld und persönlichem Budget sind hier Möglichkeiten vorhanden.
Um sich durch den Paragraphendschungel zu kämpfen, sollte man das Gespräch mit der zuständigen Krankenkasse suchen. Auch therapeutische Maßnahmen einschließlich einer Mutter-Kind-Kur können hier vermittelt werden. Fördermaßnahmen und Unterstützung in Ausbildung und Schule sind ebenfalls Themen, die für die Eltern eines an Epilepsie erkrankten Kindes relevant sind. Hier

kommen Gesundheitsamt und Ärzte in Betracht. Wenn am Wohnort oder in der Nähe ein Epilepsiezentrum vorhanden ist, ist ein guter Anlaufpunkt gegeben. Aber auch Kliniken können im Bedarfsfall weiterhelfen. Auch Erwachsene, die an Epilepsie leiden, brauchen Unterstützung und hilfreiche Gespräche. Selbsthilfegruppen oder der Sozialmedizinische Dienst der Stadt bieten hier häufig konstruktive Lösungen. Der Sozialmedizinische Dienst, der mit ausgebildeten Pädagogen und Therapeuten besetzt ist, kann selbst beratend eintreten oder an qualifizierte Stellen verweisen. Oftmals werden in einem Gespräch noch mehr Lösungen und Wege gefunden, als man vorher für möglich gehalten hätte.

Auch für schwangere Frauen und Mütter mit Epilepsie bietet sich eine Vielzahl von Hilfsangeboten an. Ansprechpartner sind hier das Jugendamt, die Versicherungsträger, das Müttergenesungswerk und zahlreiche Einrichtungen, die über die jeweilige Stadtverwaltung oder Landesbehörde in Erfahrung zu bringen sind.

Für eine an Epilepsie erkrankte schwangere Frau und zukünftige Mutter ist eine zusätzliche Unterstützung von großer Bedeutung. Das kann bei der Hebammenpflege beginnen und weiter zu einer Familienpflege übergehen, wenn die Mutter oder die Eltern mit der neuen Situation überfordert sind. Im öffentlichen Nahverkehr können an Epilepsie erkrankte Menschen durch Freifahrten oder eine KFZ-Steuerermäßigung eine Erleichterung in finanzieller Hinsicht erfahren.

Selbsthilfegruppen – eine oft unterschätzte großartige Hilfe

Man ist nicht allein – das ist oft die erste Erkenntnis, die man gewinnt, wenn man sich einer Selbsthilfegruppe anschließt, in der man Gleichgesinnte trifft. Der Erfahrungsaustausch mit ebenso erkrankten Menschen ist oft eine unvorstellbare Hilfe. Denn der Kontakt zu Gleichgesinnten, die ganz ähnliche Erfahrungen gemacht haben, kann eine wertvolle Stütze sein. Dies gilt umso mehr, wenn das ‚Aufgehobensein' auf ärztlicher Seite fehlt, und es in der behandelnden Arztpraxis hauptsächlich um die „technische" Abwicklung der Krankheit geht. Aber auch als Ergänzung zur ärztlichen Beratung ist eine Selbsthilfegruppe äußerst wertvoll.

Menschen, die sich Selbsthilfegruppen anschließen, haben gemeinsam, dass sie sich mit Gleichgesinnten austauschen möchten, Ratschläge suchen und auch welche geben können. Selbsthilfe ist Geben und Nehmen, man teilt die Probleme und steht nicht mehr allein mit seinen Sorgen und Nöten, die eine Epilepsie so mit sich bringt. Die wichtigste Voraussetzung zur Teilnahme ist der Wille, dass man sich selbst helfen möchte, denn nur mit Eigenverantwortung wird die Mitgliedschaft in einer Selbsthilfegruppe von Erfolg gekrönt sein. Wenn Sie neu zu einer Gruppe stoßen, können Sie davon ausgehen, dass Ihre Leidensgenossen Ihnen schon einige Zeit an Erfahrung voraushaben. Sie kennen möglicherweise gute Tipps, können Ihnen wertvolle Adressen empfehlen und auf Ihre Probleme eingehen, wie kein anderer. Denn wer kann einen besser verstehen als jemand, der dieselben Probleme hat wie man selbst? Und ist es nicht ideal, wenn Sie aus den Erfahrungen anderer lernen können? Ratschläge, die Sie in gut organisierten Gruppen erhalten, sind oft so wertvoll, dass Sie sich womöglich ärgern werden, den Schritt in eine Selbsthilfegruppe nicht schon viel eher gegangen zu sein. Möglicherweise hätte Ihnen das viel Leid, Zeit und Geld erspart, wenn Sie das hier erlangte Wissen schon viel früher erhalten hätten. Sicher, Sie haben anfangs mühevoll versucht, hauptsächlich allein mit der Erkrankung zurecht zu kommen, das ist nur allzu verständ-

lich. Aber warum soll man sich das Leben unnötig schwer machen, wenn man auf so wertvolle Erfahrungen Gleichgesinnter zurückgreifen kann? Warum soll man daheim allein mit seinen Sorgen kämpfen und versuchen, das Rad neu zu erfinden, wo es doch so viele weitere tausende ebenfalls betroffene Menschen gibt, die dieses Epilepsie-Schicksal mit einem teilen. Denn bei Personen, die sich genauso wie Sie, mit den Sorgen der Epilepsie auseinandersetzen, können Sie sicher sein, dass diese eine ehrliche Meinung ohne weitere Interessen kundtun. Und außerdem erfahren Sie hier auch meistens ganz unverblümt und ehrlich, welche Methoden geholfen haben und welche nicht.
Auch die hier erhältlichen Empfehlungen über gute Therapeuten und Kliniken, sind in Geld nicht abzuzählen.

Die Qualität einer Selbsthilfegruppe steht und fällt mit ihren Mitgliedern. Da Selbsthilfegruppen auf die Mitarbeit ehrenamtlicher Helfer angewiesen sind, diese aber aufgrund ihrer eigenen Erkrankung nicht immer so einsatzfähig sind, wie sie es selbst gerne wären, kann die Qualität von Selbsthilfegruppen äußerst unterschiedlich ausfallen. Wenn Sie beispielsweise mit der Selbsthilfegruppe in Ihrer Nähe nicht so zufrieden sein sollten, kann ein Wechsel in eine Gruppe, die möglicherweise in einer Nachbarstadt vorhanden ist, sinnvoller sein. Ob in Ihrer Nähe eine für Sie passende Selbsthilfegruppe existiert, erfahren Sie über das Gesundheitsamt Ihrer Stadt oder Ihres Kreises bzw. im Internet. Wenn Sie keine passende Gruppe in Ihrer Region finden, können Sie selbst auch die Initiative übernehmen und eine Gruppe gründen. Wenden Sie sich dafür an die entsprechende Anlaufstelle Ihrer Stadt, oder fragen Sie Ihren Arzt, ob Sie im Wartezimmer einen Aushang veröffentlichen dürfen, um Gleichgesinnte zu finden. Auf diesem Aushang können Sie beispielsweise schreiben: ‚Suche Personen, die an Epilepsie erkrankt sind, zum Erfahrungsaustausch.'

Vorbereitung für Ihren Arzttermin

Bei Verdacht auf eine Epilepsie ist zunächst Ihr Hausarzt die erste Anlaufstelle. Er wird anhand verschiedener Diagnostikverfahren versuchen, die Ursache für Ihre gesundheitlichen Beschwerden herauszufinden. Normalerweise wird er Ihnen anschließend eine Überweisung an einen Spezialisten für neurologische Erkrankungen ausstellen. In einigen Fällen ist es ratsam, direkt einen Neurologen aufzusuchen. Besonders in Notsituationen ist dieser oftmals die bessere Anlaufstelle, weil er häufiger mit epileptisch erkrankten Menschen zu tun hat und deren Bedürfnisse besser zuordnen kann.

Wie Sie sicherlich schon aus eigener Erfahrung wissen, ist die Zeit in den Arztpraxen äußerst knapp. So ist man gut beraten, sich im Vorfeld möglichst umfangreich auf den Termin vorzubereiten. Dies ermöglicht eine gezieltere Diagnostik und eine dementsprechend erfolgreichere Behandlung. Und Sie können außerdem sicherer sein, dass Sie auch wirklich alle Fragen beantwortet bekommen, wenn Sie sich gut auf Ihren Arztbesuch vorbereiten.

Machen Sie sich am besten vorher ein paar Notizen, die Sie zu Ihrem Termin mitnehmen. Denn in der Hektik und vielleicht auch in der Aufregung vergisst man dann schnell mal die eine oder andere Frage. Schreiben Sie zuerst die wichtigsten Fragen auf, und setzen Sie die weniger wichtigen Notizen ans Ende Ihrer Auflistung. Denn falls die Zeit im Behandlungszimmer doch zu knapp sein sollte, bekommen Sie zumindest die wichtigsten Fragen beantwortet. Und sollten Sie die eine oder andere Antwort nicht verstehen, so fragen Sie ungeniert nach. Scheuen Sie sich dabei nicht, auch mal nach der deutschen Übersetzung des medizinischen Fachjargons zu fragen. Denn was hilft es Ihnen, wenn Sie die Hälfte gar nicht verstehen, der Arzt es aber gar nicht bemerkt?

Je besser Ihre Liste vorbereitet ist, desto erfolgreicher und für Sie zufriedenstellender wird Ihr Arztbesuch verlaufen. Sollten Sie nicht in der Lage sein, eine Liste aufzustellen, bitten Sie einen Angehörigen oder guten Freund, dies für Sie zu übernehmen. Überlegen

Sie auch, ob es für Sie eine sinnvolle Unterstützung sein könnte, denjenigen zum Arztbesuch mitzunehmen. Er kann dem Arzt Ihren Gesundheitszustand aus seiner Perspektive vermitteln und so einen wertvollen Beitrag dazu leisten, Ihr Krankheitsbild genau aufzuschlüsseln. Bedenken Sie auch, dass es möglicherweise während der epileptischen Anfälle Vorkommnisse gegeben hat, die Sie nicht mitbekommen haben, aber über die eine andere anwesende Person berichten kann. So kann der Arzt noch weitere wichtige Informationen erhalten von jemandem, der Ihre Anfälle miterlebt hat. Außerdem kann Ihr Begleiter Ihnen dabei behilflich sein, die vielen neuen Informationen, die Ihnen Ihr Arzt möglicherweise vermittelt, besser aufzunehmen. Denn man ist in so einer Situation leicht überfordert, vergisst wichtige Details oder nimmt einige Dinge überhaupt nicht wahr.

Damit Sie sich auf Ihren Arzttermin vorbereiten können, nutzen Sie die folgende Auflistung:

- Fragen Sie die Arzthelferin ein paar Tage vor Ihrem Termin, ob bestimmte Vorbereitungen Ihrerseits erforderlich sind. Dies kann z. B. bedeuten, dass Sie nüchtern in der Praxis erscheinen, bestimmte Medikamente kurzfristig nicht einnehmen oder Ihre Ernährung in irgendeiner Weise anpassen sollen.

- Notieren Sie alle gesundheitlichen Beschwerden, auch wenn sie vordergründig gar nicht mit einer Epilepsie in Zusammenhang zu stehen scheinen. Haben Sie häufig Kopfschmerzen, Konzentrationsstörungen, oder sind Sie oftmals unerklärlich müde? Oder sind Sie ängstlich oder depressiv? Je genauer Sie Ihren gesundheitlichen Zustand beschreiben, desto hilfreicher sind Ihre Informationen für den Arzt.

- Notieren Sie alle Veränderungen, die Sie in letzter Zeit an sich beobachtet haben wie beispielsweise eine unerklärliche Gewichtsabnahme, Hautveränderungen oder psychische Auffälligkeiten.

- Notieren Sie alle persönlichen Situationen, die für Sie in letzter Zeit eine große Belastung dargestellt oder eine einschneidende Veränderung Ihrer Lebenssituation mit sich gebracht haben.

- Erstellen Sie eine Liste mit allen Medikamenten und Nahrungsergänzungsmitteln, die Sie einnehmen. Notieren Sie auch, wie lange und in welcher Dosierung Sie diese bereits verwenden. Auch das Mitbringen der Beipackzettel kann hilfreich sein, um eventuelle Nebenwirkungen in Erfahrung zu bringen.

- Notieren Sie auch, wenn es in letzter Zeit zu Veränderungen in Ihrem Leben gekommen ist wie ein Wohnortwechsel, Trauerfall in der Familie oder Arbeitsplatzverlust.

- Haben Sie noch bestimmte Fragen an Ihren Arzt? Schreiben Sie jede Frage auf, denn Sie ärgern sich, wenn Sie zu Hause feststellen, dass Sie vergessen haben, eine Frage zu stellen.

Fragen, die für die Diagnostik und Therapie der Epilepsie wichtig sein könnten, sind beispielsweise die folgenden:

- Welche Untersuchungen werden durchgeführt?

- Was hat möglicherweise meine Symptome verursacht?

- Welche Behandlungsmöglichkeiten gibt es?

- Welche Medikamente muss ich nehmen und wie lange?

- Unter welchen Umständen müssen meine Medikamente in ihrer Art und Dosierung angepasst werden?

- Gibt es Alternativen zu den klassischen Medikamenten, und sind diese verschreibungspflichtig?

- Ist es erforderlich, außerdem noch an einen Spezialisten weitergeleitet zu werden?

- Wie wird kontrolliert, ob die vorgesehene Behandlung erfolgreich ist?

- Welche langfristigen Folgeerkrankungen können sich aus meinem derzeitigen gesundheitlichen Zustand entwickeln?

- Gibt es irgendwelche Anweisungen, die Ernährung umzustellen?

- Sind auch meine Familienangehörigen gefährdet, eine Epilepsie zu bekommen?

- Bei Kinderwunsch: Ist es trotz der Epilepsie möglich, Kinder zu bekommen?

- Wie kann ich zum Gesundungsprozess selbst beitragen?

- Gibt es therapieunterstützende Maßnahmen, die ich regelmäßig zuhause durchführen kann?

- Wo kann ich mich weiter über die Erkrankung informieren? Haben Sie Kontakt zu einer Selbsthilfegruppe, oder können Sie mir Broschüren aushändigen, damit ich mich weiter informieren kann?

- Welche Vorsichtsmaßnahmen kann ich ergreifen, damit ich mich durch einen Anfall nicht verletzte?

- Wenn Sie noch eine weitere Erkrankung haben, fragen Sie Ihren Arzt, wie sich deren Behandlung mit der Epilepsie vereinbaren lässt.

Um ein umfassendes Bild von Ihnen zu bekommen, wird der Arzt auch diverse Fragen an Sie stellen. Lesen Sie hierfür die folgende Auflistung, sodass Sie schon gut vorbereitet sind.

- Wann trat der erste Anfall auf und wie äußerte sich dieser?

- Wann sind Ihren Angehörigen die Anfälle erstmals aufgefallen?

- Wie oft treten die Anfälle auf – gelegentlich oder häufiger?

- Wie haben sich die Anfälle im Laufe der Zeit verändert?

- Haben Sie einen Verdacht, was die Anfälle auslösen oder begünstigen könnte? Gibt es irgendwelche Umstände, während der die Anfälle gehäuft auftreten?

- Welche Symptome treten während Ihrer Anfälle auf?

- Hat sich seit dem Auftreten Ihrer epileptischen Anfälle Ihr Energielevel verändert, oder gibt es immer wiederkehrende Stimmungsschwankungen?

- Gibt es irgendetwas, was zu einer Verbesserung oder einer Verkürzung Ihrer Anfälle führt? Oder gibt es einige Dinge, die Ihren Zustand verschlechtern?

- Sind Sie bereits in medizinischer Behandlung und aufgrund welcher Erkrankung?

- Gibt es Familienangehörige, die von ähnlichen Erkrankungen betroffen sind?

- Welche sonstigen Erkrankungen liegen vor, und welche Medikamente nehmen Sie dafür ein?

- Haben Sie in der Vergangenheit Drogen, Medikamente oder Alkohol konsumiert?

- Wie sieht Ihr Tagesablauf aus? Gehen Sie arbeiten, essen Sie regelmäßig, führen Sie tägliche Körperpflege durch, treiben Sie Sport, oder haben Sie Hobbys?

Prognose

Die Zukunftsaussichten von Epilepsie-Kranken lassen sich nicht pauschalieren, denn sie sind von vielen Faktoren abhängig. Dazu zählen das Alter des ersten Auftretens und die Art der Anfälle, die Ursache der Epilepsie, aber auch begleitende Erkrankungen. Auch ein Blick auf die langfristige Anfallsfreiheit, die so genannte Remission, psychosoziale Probleme und Sterblichkeitsraten dürfen nicht außer Acht gelassen werden, um eine Prognose stellen zu können.

Trotz aller Risiken, die mit einer Epilepsie einhergehen, können die meisten Betroffenen ein relativ normales Leben führen. Zwar kann die Epilepsie nach schulmedizinischen Erkenntnissen derzeit nicht geheilt werden, dennoch gibt es immer wieder erfreuliche Meldungen von Fällen, nach denen die Patienten eine langfristige Anfallsfreiheit erfahren. Da die Epilepsie den erkrankten Menschen in vielfältiger Hinsicht beeinflusst, kann sich die Krankheit in verschiedener Hinsicht als eine Beeinträchtigung entwickeln:

Verhaltensauffälligkeiten und emotionale Probleme

Es ist nicht ungewöhnlich, dass Epilepsie-Betroffene Verhaltensauffälligkeiten oder emotionale Probleme entwickeln. Besonders betrifft dies Kinder, die aufgrund der Erkrankung mit Hänseleien, Frustration und Mobbingattacken konfrontiert werden. Während sich Erwachsene eher zur Wehr setzen können, sind Kinder schneller entsprechenden Gefahren durch ihre ‚Freunde' und Mitschüler ausgesetzt.

Einschränkungen im Arbeits- und Freizeitbereich

Für viele erwachsene Patienten bedeutet die Epilepsie gravierende Einschnitte ihrer bisherigen Unabhängigkeit. Denn durch die Gefahr von erneuten Anfällen müssen sie stets gewisse Vorkehrungen und Vorsichtsmaßnahmen ergreifen. Nicht nur, dass in vielen Fällen das selbstständige Autofahren nicht mehr möglich ist, sondern auch verschiedene Einschränkungen im Arbeits- und Freizeitbereich können die Betroffenen sehr belasten.

Anfallsfreiheit

Nach heutigen Erkenntnissen geht man davon aus, dass bis zu 80 % der Betroffenen eine langfristige oder gar andauernde Anfallsfreiheit erreichen können. Die besten Aussichten haben Kinder im Alter von bis zu 10 Jahren. Bei vielen Kindern kommt es nach der Pubertät sehr häufig zum alleinigen Verschwinden der Anfälle. Auch wenn es zunächst fast paradox klingen mag, so haben Epilepsien, deren Auslöser unbekannt sind, eine höhere Chance auf eine erfolgreiche Behandlung, als Epilepsien mit bekannter Ursache. Dies ist darauf zurückzuführen, dass die bekannten Ursachen häufig in Form von irreversiblen Hirnschädigungen vorliegen wie bei neurologischen Erkrankungen oder geistigen Behinderungen.

Als ein gutes Zeichen für die Krankheitsentwicklung gilt ein frühzeitiges Ansprechen auf eine Therapie. Je erfolgloser die Behandlung bereits am Anfang verläuft, desto ungünstiger sind dementsprechend die Aussichten auf einen günstigen Krankheitsverlauf. Sehr gute Aussichten auf eine Heilung haben Patienten, bei denen eine Grunderkrankung als Ursache der Epilepsie gefunden wird, die erfolgreich behandelt werden kann. Hier kann es durch eine erfolgreiche Therapie der auslösenden Erkrankung zu einer Selbstheilung der Epilepsie kommen.

Wesensveränderungen

Bei etwa einem Drittel der Betroffenen kommt es im Laufe der Zeit zu einer Wesensveränderung. Diese Veränderung tritt unabhängig von der Zahl und der Häufigkeit der Anfälle auf. Mitunter zeigt sie sich sogar schon vor Auftreten des Anfalls. Bei Menschen mit einer Schlafepilepsie und mit psychomotorischen Anfällen treten sie häufiger auf als beispielsweise bei den Personen mit einer Aufwachepilepsie. Wesensänderungen können bei jeder Form der Epilepsie vorkommen und gelten heute nicht mehr als Kriterium für eine echte Epilepsie.

Sterblichkeitsrate

Grundsätzlich lässt sich sagen, dass Menschen, die an einer Epilepsie leiden, ein erhöhtes Risiko haben, vergleichsweise jung zu sterben. Ursächlich dafür sind zum einen direkte Folgen eines epileptischen Anfalls, also Unfälle, Stürze und Ertrinken, aber auch ein plötzlicher unerwarteter Tod bei Epilepsie (SUDEP). Auch die Grunderkrankung, durch die Epilepsie verursacht wird, kann zu einem frühen Tod führen. Das Sterblichkeitsrisiko ist etwa zwei- bis dreifach gegenüber einer ‚normalen' Vergleichsgruppe.

Erstaunliches über Epilepsie

Wann wurde die Epilepsie das erste Mal erwähnt?

1902 entdeckten Forscher einen in Stein gehauenen Kodex des babylonischen Königs Hammurabi (1700 v.Chr.) Bereits in dieser Gesetzessammlung wird die Krankheit Epilepsie dokumentiert. Die Epilepsie existiert nachweislich sogar schon länger als der Mensch selbst, da auch Tiere an ihr erkranken können.

Viele Prominente hatten und haben Epilepsie und gehen heute damit auch an die Öffentlichkeit.

„Prominente Anfallkranke sind ein gutes Beispiel dafür, zu zeigen, dass epileptische Anfälle durchaus vereinbar sind mit hoher Intelligenz und Leistung. Dass Epilepsie, speziell die Grand-mal-Anfälle, zu intellektuellen Einbußen führen, ist auch so ein Vorurteil. Sie tun es nicht, sofern sie nicht statusartig sind oder serienhaft auftreten.

Im Deutschen Epilepsiemuseum hängen zurzeit etwa 50 Bilder und Fotos prominenter Persönlichkeiten, die Epilepsie hatten oder haben. Jugendliche sind bei Führungen immer wieder beeindruckt davon, dass DJ Özi ebenso betroffen ist wie der Sänger Prince oder der Fußballspieler Ronaldo. Caesar, Napoleon, van Gogh, Dostojewski sind nur einige berühmte Namen von geschichtlichen Persönlichkeiten mit Epilepsie. Die zweite Frau Dostojewskis hat seine Anfälle akribisch beschrieben. Medizinisch wissen wir deshalb heute, dass er eine Schläfenlappenepilepsie hatte, die mit einer sogenannten Aura einhergeht. Der russische Dichter wusste also im Voraus, wann ein Anfall kommen würde. In seinem Fall war es eine sogenannte Glücksaura mit unbeschreiblich schönen Gefühlen, auf die er eigenen Aussagen zufolge nicht verzichten wollte. Das war vielleicht der Grund, warum er sich nie hat richtig behandeln lassen – obwohl es zu seiner Zeit schon das Brom gab.

Von Napoleon wissen wir, dass er ausschließlich nächtliche Anfälle hatte, die ihn nicht sonderlich gestört haben. Sein militärischer Gegenspieler Erzherzog Carl hingegen, auch Epileptiker, war durch seine

Anfälle so beeinträchtigt, dass er deswegen seinen Dienst als Oberbefehlshaber beim habsburgischen Heer quittieren musste. In dem einen Leben war die Epilepsie also eine Begleiterscheinung, in dem anderen lebensbestimmend. Und so ist das auch heute. Epilepsie kann mit einem ganz normalen Leben in Einklang gebracht werden, sie kann aber das Leben eines Betroffen auch spürbar beeinflussen." [8]

Berufsunfähigkeit bei Epilepsie - der Versicherer muss zahlen!

Das OLG Saarbrücken hatte über die bedingungsmäße Berufsunfähigkeit einer Kosmetikerin zu entscheiden. Vorausgegangen war die Klage der Versicherten gegen ihren Versicherer, der die Zahlung der Leistungsanträge ablehnte mit der Begründung, dass die an Epilepsie Erkrankte die „bedingungsmäße Berufsunfähigkeit" nicht ausreichend dargelegt hatte.

Die Klägerin hatte geltend gemacht, wegen einer im Jahr 2010 aufgetretenen Epilepsie mit neurologischen Ausfallerscheinungen nicht mehr imstande zu sein, den Beruf als Kosmetikerin und Nageldesignerin auszuüben.

„Der beklagte Versicherer lehnte den Antrag jedoch zurück mit der Begründung, es lasse sich nicht beurteilen, ob die diagnostizierte idiopathische Epilepsie mit Absencen zu bedingungsgemäßer Berufsunfähigkeit geführt habe, weil die Antragstellerin nicht habe angeben können, mit welcher Häufigkeit solche Absencen auftreten.Die Klägerin konnte ihre Kerntätigkeit jedoch nicht mehr ausüben, denn sie sei durch immer wiederkehrende unvorhersehbare neurologische „Aussetzer" gehindert, welche täglich mehrfach, bis zu 20mal aufträten. Während dieser „Aussetzer" verliere sie gedanklich den Faden und wisse nicht, was sie gerade tue. Dabei könne es vorkommen, dass sie ihr Werkzeug entweder fallen lasse oder krampfhaft festhalte. Es bestehe dann insbesondere die Gefahr, Kunden während der Behandlung mit Werkzeugen zu verletzen.

Das LG Saarbrücken folgte der Argumentation des Versicherers und hielt die Klägerin nicht für berufsunfähig." [9]

Das OLG Saarbrücken allerdings entschied zugunsten der Klägerin. Diese habe glaubhaft dargelegt, an Epilepsie zu leiden, welche mit nicht vorhersehbaren neurologischen Aussetzern verbunden sei, indem sie entsprechende Arztberichte vorgelegt hatte. Der Versicherer unterlag mit seiner Argumentation und musste zahlen. (*Quelle: http://www.anwalt.de/rechtstipps/berufsunfaehigkeit-bei-epilepsie-der-versicherer-muss-zahlen_079004.html*)

Ginkgo-Präparate und -Tee können Anfälle fördern

Laut einer Bonner Forschungsgruppe können Ginkgo-Präparate und -Tee selbst bei Nicht-Epileptikern anfallsfördern wirken. Die Forscher publizierten, dass das sogenannte *Ginkgotoxin*, das vor allem in den Samen der Pflanze enthalten ist, im Verdacht steht, die Anfallsschwelle bei Epileptikern abzusenken. Es besteht außerdem der Verdacht darauf, dass Ginkotoxin wahrscheinlich auch den Abbau anfallshemmender Medikamente beschleunigt. Fraglich ist jedoch, ob das Toxin in standardisierten Ginkgo-biloba-Präparaten in solch einer Konzentrationen enthalten ist, die das Anfallsrisiko tatsächlich erhöht. Betroffene sollten die Anwendung von Ginkgo-Präparaten also immer erst mit dem behandelnden Neurologen besprechen. (Quelle: http://www.edizin.de/de/news/archive,s-1A9.ginkgo-praeparate-koennen-epilepsie-anfaelle-ausloesen.html)

Epilepsie: Dank Hanf anfallsfrei?

„Das 8-jährige Mädchen Tara O'Connell litt an einer schweren Epilepsie und hatte 200(!) epileptische Anfälle am Tag. Nach Ansicht der behandelnden Ärzte sollte das Mädchen ihren neunten Geburtstag nicht mehr erleben. Medizinisches Cannabis bewirkte eine wundersame Entwicklung. Die kleine Tara lag im Sterben. Sie konnte nicht mehr richtig gehen oder sprechen und schlief kaum mehr. Nachdem die ärztliche Behandlung keine Linderung mehr versprach und die Medikamente die schweren Anfälle nicht mehr stoppen konnten, waren die Ärzte mit ihrem Latein am Ende und sahen keine weitere Hoffnung mehr für das Mädchen. Sie teilten der Mutter mit, dass ihre Tochter aufgrund dieser

schweren Anfälle wahrscheinlich nur noch wenige Monate zu leben hätte. Da sie sonst nichts mehr tun konnten, entschied sich Cheri O'Connell ihre Tochter mit nach Hause zu nehmen, um die verbleibende Zeit noch bestmöglich nutzen zu können. Um wenigstens noch ein paar schöne Momente mit ihrer Tochter zu erleben …

Hanföl stoppt epileptische Anfälle

Diese traurige Geschichte nahm jedoch recht schnell eine erstaunliche Kehrtwende. Die verzweifelten Eltern unternahmen einen Versuch mit der Verabreichung einer Cannabis-Tinktur (Hanföl), die eine geringe Menge des Cannabinoids THC enthält. Diese Behandlung ist zwar illegal (noch), aber wenn das Leben der eigenen Tochter am seidenen Faden hängt, ergreift man jede Möglichkeit.

Seit einem Jahr nun nimmt Tara täglich eine geringe Menge Cannabis ein und die Ärzte sind von Taras Entwicklung völlig überrascht, weil sie jetzt frei von epileptischen Anfällen ist und so vital wie jedes andere Kind in ihrem Alter.

Die Neuropsychologin Dr. Silvana Micallef bestätigt, dass sich Taras kognitive Fähigkeiten sowie ihr gesamter Gesundheitszustand, innerhalb von nur 12 Monaten, seit der täglichen Einnahme der Cannabis-Tropfen, deutlich verbessert haben.

Die einzigen registrierten Nebenwirkungen dieser Cannabis-Behandlung waren fallweise erhöhte Müdigkeit und Appetitlosigkeit.

Leider war Tara nicht der einzige Fall in der Familie, denn auch ihr 11-jähriger Bruder Sean litt an einer etwas milderen Form von Epilepsie. Sean konnte kaum schreiben und hatte Konzentrationsstörungen. Durch die Einnahme von Hanföl hat sich Seans Behinderung schnell gebessert.

Legalisierung von Hanf für medizinische Zwecke gefordert

Seitdem sich der Gesundheitszustand ihrer Kinder so dramatisch verbessert hat, fordert die Mutter Cheri O'Connell eine Legalisierung und mehr medizinische Studien zur Heilwirkung von Hanf. Eltern sollten

das Recht haben, ihre Kinder mit einem heilwirksamen Mittel zu behandeln ohne darauf vom Gesetz verfolgt zu werden – erst recht wenn andere medizinische Behandlungen keinen Erfolg zeigen.
"Wir hatten die Wahl, das Gesetz zu brechen oder sie sterben zu lassen. Alle Eltern werden tun, was getan werden muss um ihr krankes Kind zu retten." [10]

Es fing an als Gerücht im Internet: Die 5jährige Charlotte, ein Mädchen mit *Dravet-Syndrom*, einer schweren Form der Epilepsie, die schon im Säuglingsalter beginnt und nicht selten tödlich endet. Das Mädchen, dem laut ihren Ärzten nicht mehr viel Lebenszeit bleiben sollte, lief plötzlich wieder, ritt Ponys und fuhr Fahrrad. Ein paar Tropfen Cannabisöl, so die Nachricht, hätten das Wunder vollbracht. Sogar CNN brachte eine Dokumentation über das Kind, die jüngste Cannabispatientin in Colorado. Der Film löste eine regelrechte Migrationswelle nach Colorado Springs aus. Gab es hier zuvor nur ein paar Dutzend Patienten unter 18 Jahren, sind es heute mehr als 400. Denn wer im Bundesstaat Colorado die Zustimmung zweier Ärzte erhält, darf für sein Kind Cannabis ganz legal als Medikament erhalten. Die meisten nehmen es gegen Schmerzen oder auch gegen Übelkeit während einer Chemotherapie. Wenige Tropfen des Hanföls enthalten hohe Mengen *Cannabidiol*, kurz *CBD*. Wie genau es wirkt, ist noch nicht ganz klar, aber der Stoff kann, wenn auch zusammen mit THC, Spastiken bei Multipler Sklerose lindern – und Epilepsie? Laut einer Umfrage berichteten Eltern zunächst Beeindruckendes. Demnach erlebten 92 Prozent von 53 Kindern nach einer CBD-Behandlung weniger Anfälle, bei 13 Prozent verschwanden sie sogar. Einige Mediziner reden von einem Placebo-Effekt. Wie dem auch sei, die Fakten sprechen für sich.

(Quelle: http://www.spiegel.de/spiegel/print/d-138055364.html)

Eine medizinische Anwendung von Cannabis ist in Deutschland in Ausnahmefällen erlaubt. Dies können Erkrankungen wie Krebs, MS und andere chronische Erkrankungen sein. Beachten Sie hierzu die aktuellen Gesetzesgrundlagen und fragen Sie Ihren behandelnden Arzt oder Apotheker.

---

10 https://www.change.org/p/aok-bayern-%C3%BCbernahme-der-kosten-der-cannabis-therapie-f%C3%BCr-meinen-kranken-sohn-luigi/u/9819391

Britische Studie: Löst der Mond epileptische Anfälle aus?

Hat der Mond einen Einfluss auf Epilepsie?
Nicht erst seit gestern untersuchen Wissenschaftler einen möglichen Einfluss bestimmter Mondphasen auf unsere Körperfunktionen. Betroffene berichteten immer wieder über Zusammenhänge zwischen bestimmten Mondphasen und dem Auftreten der epilepsiebedingten Anfälle. Eine britische Studie bestätigte diesen Verdacht.
Wissenschaftler des University College London nahmen die Häufigkeit epileptischer Anfälle im Zusammenhang mit verschiedenen Mondphasen genauer unter die Lupe. Eindeutiges Ergebnis: Die Anzahl der Anfälle richtet sich nach der jeweiligen Phase und erreicht einen Tiefpunkt, wenn der Mond besonders hell leuchtet. Je heller die Nacht, desto geringer also die Wahrscheinlichkeit für einen Anfall.

Die Forscher nehmen an, dass ein Zusammenhang mit dem Schlafhormon *Melatonin* besteht. Der Körper bildet dieses Hormon nachts unter vollständiger Dunkelheit und regelt zudem unseren Schlaf-Wach-Rhythmus. Leuchtet der Mond hell, wird auch die Melatoninproduktion gebremst. Daher vermuten die Experten nun, dass Melatonin als ein Auslöser für epileptische Anfälle wirken könnte.
Inwiefern und ob überhaupt auch ein Zusammenhang mit Regionen besteht, die ein gewisses Reizklima für Epileptiker haben können, bleibt rein spekulativ. So hörte ich von einigen Ärzten, die ihren Patienten mit Epilepsie abrieten, wegen Reizklima zu bestimmten Zeiten an die Nordsee zu fahren. Die Frage, ob eine Verbindung Mond-Ebbe-Flut-Epilepsie bestehen könnte, bleibt vorerst unbeantwortet. Allerdings kann vor einer gewissen Erwartungshaltung bei Mondphasen nur gewarnt werden.

Epilepsiewarnhunde

Die beeindruckenden Begabungen eines Hundes uns Menschen zu „analysieren", sogar unbewusste Stimmungsschwankungen zu erkennen, Veränderungen an Eigengeruch, Körpergeruch und Atem zu erschnüffeln, haben ihm viele neue Einsatzbereiche in der fortschrittlichen Welt geschaffen – viele davon auch in der Medizin. Selbst bei Epileptikern kommen die treuen Vierbeiner neuerdings zum Einsatz, und zwar als sogenannte „Epilepsiehunde". Dass Hunde darauf trainiert werden können, im Falle eines Notfalls Hilfe zu leisten ist nicht neu. Jedoch gibt es einen geringen Prozentsatz an Hunden mit der seltenen Befähigung, Anfälle zu erschnuppern, bevor diese eintreten. Obwohl diese Fähigkeit bei solchen Hunden eher angeboren als erlernbar zu sein scheint, findet seit dem Jahr 2000 die Ausbildung von Epilepsiewarnhunden auch in Deutschland statt.

So ein Hund meldet auf verblüffende Weise drohende Anfälle Minuten, manchmal sogar Stunden vor dem Auftreten. Selbst Anfälle, die das EEG erkennt, die aber am Menschen noch nicht sichtbar sind, erkennt ein Epilepsiehund!
Noch ist schleierhaft, wie diese Hunde das schaffen, Experten vermuten jedoch, dass der schlaue Vierbeiner selbst minimalste Veränderungen in der Motorik seines Menschen erkennt und auch Anzeichen am Körpergeruch und Atem wahrnehmen kann. Auch die Handflächen des Betroffenen werden beschnüffelt. Man unterscheidet zwischen „Epilepsiewarnhund", „Epilepsiehilfehund" und „Epilepsieanzeigehund".

Während der „Epilepsiewarnhund" das nahende Auftreten eines Anfalls anzuzeigen vermag, indem er beispielsweise den Kopf auf das Bein des Menschen legt oder versucht ist, die Bewegung des Betroffenen plötzlich einzuschränken bis dieser sich in eine ruhende Position begibt, kümmert sich der Hund sogar nach dem Anfall um seinen Menschen.
Der „Epilepsiehilfehund/-anzeigehund" hingegen holt nur bei

einem direkten Anfall Hilfe, indem er durch lautes Bellen andere in der Nähe befindliche Personen darauf aufmerksam macht oder sogar in der Lage ist, den Hausnotruf zu betätigen, wodurch ein Arzt oder Helfer über einen Anfall in Kenntnis gesetzt wird. Selbst ein Notfalltäschen kann dieser phantastische Hund auf Kommando holen, sodass ein Helfer beim Patienten bleiben kann, während sich der Hund um die Besorgung der entsprechenden Medikation „kümmert". Einige dieser Epilepsiehilfehunde sind selbst in der Lage, ihren „Patienten" in eine stabile Seitenlage zu bringen und „gefährliche" Gegenstände aus dessen Nähe zu entfernen.
Die Fähigkeiten des Hundes sind entscheidend dafür, ob dieser zu einem Helferhund ausgebildet werden kann. Denn der Spürsinn ist naturgemäß nicht jedem Hund gegeben, eigentlich kaum wahrnehmbare Veränderungen am Menschen vor einem Anfall zu bemerken. Ebenfalls entscheidend ist die Form der Epilepsie, da nicht jede davon wahrnehmbar ist, zum Beispiel dann, wenn die Vorzeichen zu gering sind, als dass diese vom Epilepsiewarnhund bemerkt werden könnten.

Für wen eignet sich solch ein Hund?

Bei Epilepsie-Patienten, bei denen die Medikation nicht ausreichend ist, kann so ein assistierender Vierbeiner angeraten sein. Voraussetzung jedoch ist die Bereitschaft des Betroffenen, eine Rund-um-die-Uhr-Koexistenz mit dem Tier einzugehen, ihn artgerecht zu halten und zu versorgen und ihn entsprechend liebevoll zu behandeln. Jeder Hund wird dabei individuell direkt „am Betroffenen" ausgebildet. Dies ist nötig, da jede Epilepsie bei jedem Patienten unterschiedlich angezeigt ist, auch müssen die Anfälle in einer gewissen Frequenz auftreten, damit der Hund überhaupt in der Lage ist, die jeweilige Epilepsie-Form seines Menschen kennenzulernen. Es macht wenig Sinn, sich einen bereits fertig ausgebildeten Hund anzuschaffen, da dieser auf einen ganz anderen Menschen mit einer ganz anderen Form von Epilepsie trainiert wurde. Es wird also angeraten, den Hund bereits im Welpenalter anzunehmen. Um die Ausbildung kümmert sich alsdann ein entsprechender Trainer. Wer Interesse hat, sollte die Webseite www.i-l-e-servicehunde.de besuchen.

---

8 *Ulrike Abel-Wanek / Dr. Hansjörg Schneble* http://www.pharmazeutische-zeitung.de/index.php?id=61892, **9** http://www.anwalt.de/rechtstipps/berufsunfaehigkeit-bei-epilepsie-der-versicherer-muss-zahlen_079004.html

Erfahrungsberichte von Betroffenen

Dieses Kapitel, das sich an Epilepsie-Betroffene, ihre Angehörigen und Freunde richtet, soll trotz der teilweise sehr bedrückenden Erfahrungsberichte auch ein Mutmacher sein. Es soll vor allen Dingen Hoffnung machen, dass das Leben auch trotz der Epilepsie-Diagnose weitergeht und viele lebenswerte Aspekte mit sich bringt. Und manchmal hilft auch einfach die Erkenntnis, dass es viele andere Betroffene gibt, die von einem ähnlichen Schicksal geprägt sind.

Die in ganz ähnlichen Verhältnissen leben und die gleichen alltäglichen Herausforderungen meistern müssen. Auch das kann ein Zusammengehörigkeitsgefühl auslösen, durch welches man sich letztendlich nicht alleingelassen fühlt. Viele Leser dürften auch von den in diesem Kapitel zahlreich dargelegten Erfahrungswerten profitieren. Wie schafften es andere Epileptiker, die Symptome deutlich einzuschränken? Welche Informationen könnten neu für Sie sein und Ihr eigenes Leben vielleicht in bessere gesundheitliche Bahnen lenken?

Die große Resonanz auf mein Buch „Mein schönes Leben mit Epilepsie" hat mich in vielerlei Hinsicht sehr beeindruckt und berührt. Zwar war mir bereits im Vorfeld klar, dass es viele Tausende Epilepsie-Betroffene gibt, was jedoch nicht selbsterklärend dafür ist, dass diese auch ein Buch über „ihre" Krankheit lesen möchten.

Das große Interesse jedoch hat mir gezeigt, wie händeringend viele Betroffene und ihre Angehörigen nach Informationen suchen, wie wichtig ihnen Austausch ist, und wie verzweifelt viele von ihnen nach Lösungen für ein besseres Leben suchen. Darüber hinaus erreichten mich aber auch Erfahrungsberichte, die durchaus berechtigte Hoffnung machen, dass es möglich ist, die Krankheit in den Griff zu bekommen oder zumindest eine bessere Lebensqualität zu erreichen – ganz egal, ob die Epilepsie von Geburt an besteht oder im Laufe des Lebens erworben wurde.

Die große Anzahl der Erfahrungsberichte, die mich im Laufe der vergangenen Monate erreichte, veranlasste mich schließlich dazu, dieses Kapitel über Epilepsie in die Neuauflage einfließen zu lassen, in dem es ausschließlich um die Erfahrungen der Betroffenen und deren Angehörige gehen sollte.

Alle gemeinsam zeigen sie in ihrer Deutlichkeit auf, was es heißt, durch die Epilepsie im Alltag eingeschränkt zu sein, vom Umfeld möglicherweise ausgegrenzt zu werden und einige gewohnte „Selbstverständlichkeiten" des Lebensalltags von gesunden Menschen nicht teilen zu können.

Aber es gibt auch viele Lichtblicke, die dieses Buch auf wundervolle Art bereichern, die Hoffnung machen, dass das Leben trotzdem lebenswert sein kann, oder die Epilepsie sich durch bestimmte Behandlungen verbessert hat. Was letztendlich den Betroffenen geholfen hat, zu einer besseren Gesundheit und Lebensqualität zu gelangen, ist sehr unterschiedlich und macht abermals deutlich, wie vielfältig die Epilepsie ist. Denn was dem einen geholfen hat, kann bei dem anderen wirkungslos sein und umgekehrt.

Profitieren Sie also jetzt von diesen sehr persönlichen Berichten, die mit viel Offenherzigkeit und Mut geschrieben wurden. Lernen Sie von den Hoffnungen und Erfahrungen von anderen Epilepsie-Betroffenen, wie sie diese Krankheit erfolgreich bewältigen, Mittel und Wege gefunden haben, mit ihr zu leben oder sogar anfallsfrei geworden sind.

Lassen Sie mich an dieser Stelle noch ein Wort zu der Offenheit und Mitarbeit an diesem Ratgeber schreiben. Denn ohne die Unterstützung und den Mut der Betroffenen wäre es nicht möglich geworden, dieses Buch zu erstellen. Wer von Epilepsie betroffen ist, weiß um die Scham, die diese Krankheit umgibt. Umso mehr weiß man es dann zu schätzen, wenn sich Menschen zutrauen, ihre Erfahrungen zu veröffentlichen. Auch wenn wir die Publizierung aus verständlichen Gründen anonymisiert vornehmen, so gehört dennoch eine große Portion Mut dazu, viele sehr persönliche Dinge und Erlebnisse von sich preis zu geben.

Ein ziemlich normales Leben trotz Epilepsie
Angie L., 30 Jahre, Gießen

»Wenn man Fotos von mir sieht, wirken sie so, als wären sie von einem ganz normalen Menschen. Und auch wer mich persönlich kennenlernt, glaubt eine junge hübsche Frau vor sich zu haben, der die Welt zu Füßen liegt.

Ich bin Mitte 30 und eigentlich eine ganz attraktive Erscheinung. Mit meinen langen blonden Haaren ziehe ich viele Blicke auf mich, und dann denke ich so oft: Wenn die alle wüssten, was hinter dieser schönen Fassade so alles los ist.

Denn seit meinem 14. Lebensjahr bin ich Epileptikerin.

Von Anfang an haben meine Eltern großen Wert darauf gelegt, dass ich offen mit meiner Krankheit umgehe. Sie wollten keine Geheimniskrämerei und waren der Meinung, dass mich das zusätzlich zu der eigentlichen Krankheit belasten würde. Stattdessen setzten sie alles daran, mein Selbstbewusstsein massiv zu unterstützen. Das war ihr Ansatz, für den ich ihnen heute unendlich dankbar bin.

Denn ich kenne ganz andere Fälle, wo die Epileptiker aus ihrer Krankheit ein großes Geheimnis machen und ständig Angst vor negativen Reaktionen, Diffamierungen und Benachteiligungen haben. All das habe ich nicht, obwohl ich durch meinen offenen Umgang natürlich eher gefährdet bin, dass ich negative Erlebnisse einkassiere.

Aber im Laufe der Jahre habe ich gelernt, damit umzugehen. Anfangs, als die Krankheit und der Umgang mit ihr für mich und meine ganze Familie Neuland waren, gab es öfter unangenehme Reaktionen als heute. Wir haben mit der Zeit dazugelernt und haben aus vielen negativen Erlebnissen positive Dinge herausgezogen.

Ich hatte allerdings auch das große Glück, dass all meine Freundinnen aus meiner Schulzeit stets zu mir gehalten haben. Sie haben mich damals sehr behütet und geholfen, wo immer es nötig war. Bei den Jungs in meiner Klasse war das schon was anderes, da kam dann doch hin und wieder mal eine blöde Bemerkung, über die ich mich geärgert habe, aber wie meine Freundinnen so waren, haben sie mich dann sofort unterstützt und haben für mich Partei ergriffen.

Überhaupt hatten sie keinerlei Berührungsängste, mit meiner Krankheit umzugehen. Wenn während des Unterrichts ein Anfall auftrat, waren sie sofort zur Stelle und sorgten dafür, dass ich mich durch einen Sturz nicht verletzen konnte. Sie waren von Anfang an sehr hilfsbereit und hatten mich auch häufig auf die Epilepsie angesprochen. Sie wollten wissen, wie sich das anfühlt, wenn ich einen Anfall bekomme und wie sie mir helfen könnten.

So gesehen hatte ich wirklich ein riesiges Glück, weil ich viele Menschen um mich herum hatte, die mich sehr unterstützten. So war es auch nach dem Abi gar keine Frage, ob ich mit meinen besten Freundinnen in eine andere Stadt gehen würde, um dort zu studieren. Wir nahmen mit 4 Mädels eine gemeinsame Wohnung, sodass ich auch da wieder gut versorgt werden konnte.

An der Uni selbst gab es dann schon mal kleinere Probleme, wenn ich in einem sehr ungünstigen Moment einen Anfall erlitt. Hier bekam ich dann auch öfter zu spüren, dass viele Menschen eben doch große Berührungsängste gegenüber Epileptikern haben. Aber nach dem ersten Semester hatte ich das Schlimmste überstanden, weil meine Mädels mich mal wieder so unterstützt hatten. Ich bin sicher, dass mein Studium ohne sie wesentlich schwieriger für mich gewesen wäre. Wahrscheinlich hätte ich es mir gar nicht zugetraut.

Die nächste Hürde musste ich meistern, als es darum ging, nach dem Studium einen Job zu finden. Dies war eine sehr große Herausforderung, bei der mir dann doch so einige Grenzen aufgezeigt wurden, die meine Krankheit mit sich brachte.

Zwar hatte ich mich durch BWL ganz bewusst sehr breit aufgestellt und hatte viele Optionen, mit diesem Studium beruflich Fuß zu fassen, aber nun merkte ich halt doch, dass einige Berufe für mich nicht möglich waren. Eine Sache, die mir dann auch sehr zugesetzt hat war, dass ich keinen Auslandsaufenthalt machen konnte bzw. wollte. Es gehört heute ja eigentlich schon zu jedem Studium oder dem späteren Berufsleben dazu, dass man einen Auslandsaufenthalt nachweisen kann. Obwohl ich das wirklich sehr gerne gemacht hätte, traute ich mir das dann doch nicht zu. Denn wenn man chronisch krank ist (und hier ist es nicht nur die Epilepsie), muss man bei einem Schritt ins Ausland doch noch ganz andere Dinge bedenken. Und dass die medizinische Versorgung in vielen anderen Ländern sehr unzureichend ist, ist ja kein Geheimnis.

Außerdem war es auch schon schwierig genug, nach meinem Studium überhaupt einen passenden Job zu finden. Das lag nicht einzig und allein an der Epilepsie, weil die gesamte wirtschaftliche Lage vor einigen Jahren für frische Studienabsolventen sehr ungünstig war. Praktikantenstellen bekam man zuhauf, aber von Festanstellungen konnten viele von uns nur träumen.

Am Ende war es auch bei mir ein Praktikum, das mir den Einstieg in ein Unternehmen verschaffte. Mit etwas Glück war ich in einem Unternehmen gelandet, das im Bereich der Solartechnik tätig ist. Mich hatten die erneuerbaren Energien schon lange interessiert und hatte mich in dieser Branche um ein Praktikum bemüht. Aus dem anfänglichen einjährigen Praktikum ist seit fast 5 Jahren nun eine Festanstellung geworden.

Ich habe von Anfang an in der Firma kein Geheimnis aus meiner Krankheit gemacht. Es kommt zwar selten vor, dass ich am Arbeitsplatz einen Anfall erleide, aber falls doch, dann sind meine Kollegen sofort zur Stelle.

Ich weiß, dass das nicht die Regel ist, und ich auch hier wieder großes Glück gehabt habe.«

Mein Arbeitgeber weiß nichts von meiner Epilepsie
Emmily N., 26 Jahre, aus Karlsruhe

»Hallo Frau Meinhardt,
wenn Sie meinen Erfahrungsbericht nicht anonymisieren würden, könnte ich Ihnen meine Erfahrung nicht mitteilen. Denn das, was ich gemacht habe, ist zwar rechtlich einwandfrei, aber es könnte mich dennoch in Probleme bringen. Mein Arbeitgeber weiß bis heute nicht, dass ich Epileptikerin bin. Und das soll aus gutem Grund natürlich auch so bleiben. Meinen Job als Assistentin des Verkaufsleiters habe ich vor mittlerweile 4 Jahren angetreten. Ich war damals gerade mit meinem BWL-Studium fertig und suchte bundesweit nach einem Job. Nachdem ich in den ersten Bewerbungsgesprächen meine Epilepsie thematisierte und kurzerhand die vielen Vorbehalte bzgl. eines erhöhten Unfallrisikos und häufigeren Krankheitstagen bemerkte, entschied ich mich, in zukünftigen Vorstellungsgesprächen darauf zu verzichten.

Bis heute habe ich diesen Entschluss nicht bereut, denn er hat mir dazu verholfen, meinen jetzigen Job zu bekommen. Bei einem Betreiber für diverse Internetportale bin ich für den Anzeigenverkauf mit verantwortlich, und es macht mir sehr großen Spaß.
Auch wenn meine Kollegen und Chefs sehr nett zu mir sind und wir auch teilweise sehr persönliche Kontakte pflegen, habe ich mein kleines Geheimnis bisher für mich behalten.

Natürlich ist das nicht immer leicht für mich, denn wenn man mal leichtfertig eine unbedachte Bemerkung fallen lässt, kann man da schneller ins Outing geraten, als einem lieb ist. Besonders schwer sind die Tage, an denen ich am frühen Morgen vor Dienstantritt einen Anfall erlitt. Manchmal musste ich in diesen Fällen zu Notlügen greifen und mich kurzfristig wegen „Magen- und Darmbeschwerden" krankmelden, aber diese Tage hielten sich bisher noch im Rahmen. Jedenfalls scheint keiner den Verdacht zu hegen, dass ich eine schwerwiegende Erkrankung habe. Da meine Krankheitsverheimlichung rechtsmäßig ist, und ich niemanden durch meine Epilepsie am Arbeitsplatz gefährde, habe ich kein schlechtes Gewissen. Anders wäre das wahrscheinlich, wenn ich eine Gefahr für andere Menschen wäre, weil ich z. B. LKW-Fahrer oder Pilot wäre. Aber hier im Büro bin ich für mich ja die größte Gefahr, nichts anderes.

Klar habe ich manchmal etwas Angst, dass dann doch ausgerechnet während meiner Arbeitszeit ein Anfall auftritt. Aber da habe ich bisher wirklich großes Glück gehabt, denn wenn was passiert, dann immer am frühen Morgen, und da bin ich ja noch zuhause.

Ich bete oft, dass das so bleibt bzw. die Anfälle irgendwann am besten ganz verschwinden. Es gibt ja Fälle, wo das passiert ist, und vielleicht gehöre ich eines Tages auch zu diesen glücklichen Menschen.

Aber auch so bin ich mit meinem Leben ganz zufrieden. So lange die Krankheit mir ermöglicht, dass ich meinen Job behalten kann, will ich mich nicht beklagen.«

Meine „guten" Freunde lösten sich in Luft auf

Elisabeth, 73 Jahre, aus Erndtebrück

»Liebe Frau Meinhardt,

vielen Dank für Ihr Verständnis und Ihre Geduld, so lange auf meinen Bericht zu warten. Wie Sie wissen, ist es mir sehr schwer gefallen, meine Erfahrungen zu veröffentlichen, weil ich in der Vergangenheit so viele negative Erlebnisse wegen der Epilepsie hatte. Da ich ja weiß, dass mein Bericht anonym veröffentlich wird, ist es mir dann nach Rücksprache mit meinem Mann doch leichter gefallen. Er hat mich darin bestärkt, meine Erfahrungen aufzuschreiben, weil er meint, dass mir das ganz gut tun würde. Vielleicht hat er ja Recht.

Außerdem ist es ihm wichtig, dass ich mit meinen langjährigen Erfahrungen einen Beitrag dazu leiste, dass die Epilepsie für nachwachsende Generationen leichter zu ertragen wird. Denn ich gehöre mit meinen 73 Jahren der älteren Generation an, für die es besonders in den ersten Jahren unvorstellbar schwer war, mit dieser Krankheit nach außen zu treten.

Erschwerend kommt hinzu, dass ich auf einem kleinen Dorf wohne und jeder jeden kennt. Das hat zwar auch viele Vorteile, aber in meinem

Fall war es zeitweise ein ziemliches Spießrutenlaufen.
Meinen ersten epileptischen Anfall erlitt ich nach einem Treppensturz. Ich war mit meinem Kopf wohl so unglücklich auf einer Kante der Treppe gelandet, dass ich nicht nur das Bewusstsein verlor, sondern auch ein epileptischer Anfall mit allem, was man sich dabei vorstellen kann, auftrat. Mein Mann war zu diesem Zeitpunkt zuhause und eilte sofort zu mir. Ich selbst bekam davon ja nichts mit und kam erst nach einigen Minuten wieder zu mir. Das, was mein Mann mir dann allerdings berichtete, bereitete mir große Angst.

Da das nächste Krankenhaus über 50 Kilometer entfernt war und wir damals kein Auto hatten, beließen wir es dabei, am nächsten Tag meinen Hausarzt aufzusuchen. Dieser war damals aber schon kurz vor der Rente und zeigte wenig Interesse an meinem Treppensturz. Auf die Beschreibungen meines Mannes ging er gar nicht ein.

Das erzeugte bei uns den Eindruck, dass der Sturz und dieser merkwürdige Anfall dann wohl doch nicht so tragisch waren.
Doch dass wir uns mit dieser Einstellung zu sehr in Sicherheit wogen, zeigte sich nur wenige Wochen später. Es war Sonntagabend, wir hatten uns auf einen spannenden Tatort eingestellt, als während einer Filmszene ein heftiges Gewitter mit Blitzen gezeigt wurde und ich mein Bewusstsein verlor.

Wie mir mein Mann später sagte, hätte ich am ganzen Körper gezittert und sei nicht ansprechbar gewesen. Aus dem Mund lief etwas Blut, weil ich mir wohl auf die Zunge gebissen hatte. Für meinen Mann muss dieser Vorfall so traumatisch gewesen sein, dass er mich noch am selben Abend mit einem Taxi ins Krankenhaus beförderte.

Hier wurde schnell klar, dass ich an Epilepsie erkrankt war, und für uns brach eine Welt zusammen.

Dass die Krankheit so manche Veränderung in unserem Leben mit sich bringen würde, ahnten wir bereits von Anfang an, aber so manche Dinge hatten wir uns in unseren kühnsten Träumen nicht so vorgestellt.

Besonders die Reaktionen unserer Mitmenschen haben uns bitterlich enttäuscht. Noch heute macht es mich manchmal traurig, wie viele vermeintlich „gute Freunde" ich durch meine Epilepsie verloren habe.

Denn wie das in so einem kleinen Ort leider ist, entsteht dann schnell eine Kettenreaktion. Wenn der eine sich von einem abwendet, dauert es meistens nicht lange, bis der nächste folgt. Wahrscheinlich war ich damals zu naiv, indem ich aus meiner Epilepsie zunächst kein Geheimnis machte. Ich fand es ganz normal, dass man sich bei guten Freunden auch über solche Dinge austauscht und nicht nur irgendwelche Oberflächlichkeiten beredet. Wie sehr ich mich darin getäuscht habe, erlebte ich in den folgenden Jahren mit voller Wucht.

Anfangs dachte ich mir noch nichts dabei, als der eine oder andere Anruf bei mir ausblieb. Oder auch wenn ich jemanden beim Einkauf traf, war dann nie Zeit für ein Pläuschchen, so wie es früher ganz normal war.

Plötzlich schien die pure Zeitnot bei vielen meiner Freunde ausgebrochen zu sein – wie eine ansteckende Krankheit. Bis ich dahinter kam, dass es an meiner Epilepsie lag, vergingen locker 2 ganze Jahre.

Es war eine Bekannte, mit der ich zuvor eigentlich nur sehr selten etwas zu tun hatte, die mir die Augen öffnete. Ich traf sie eines Tages zufällig im Wartezimmer meines Neurologen. Ja, was für ein Zufall, dachte ich, was machst du denn hier beim Neurologen? Es war ihr sichtlich unangenehm, dass wir uns hier begegneten, denn wer zum Neurologen ging, der hatte ja wahrscheinlich sehr ominöse Probleme.

Als wir so ins Gespräch kamen (Gott sei Dank waren keine anderen Patienten im Wartezimmer), öffnete sie sich immer mehr. Sie hätte so komische Anfälle, würde manchmal ihr Bewusstsein verlieren und ihr Hausarzt hätte sie nun hierher zum Neurologen geschickt. Sie hoffe nun, dass sie nicht auch diese merkwürdige Krankheit Epilepsie hätte, von der ich ja betroffen sei. Denn das wäre ja ganz was Schreckliches, und nicht umsonst hätten sich ja so viele Bekannte und Freunde von mir abgewendet.

Mir verschlug es in diesem Moment die Sprache. Da war sie also jetzt endlich, die Erklärung für die merkwürdige Zeitnot meiner vermeintlichen Freunde.

Wie das Leben manchmal so spielt – diesen „alten" Freunden weine *ich heute keine Tränen mehr nach. Was habe ich von solchen Menschen, die mich in meiner Not fallen lassen? Als ich sie am nötigsten brauchte, waren sie nicht da. Das ist doch verlogen und feige. Mittlerweile habe ich einen neuen sehr liebenswerten Freundeskreis aufgebaut. Und die Bekannte, die ich damals bei dem Neurologen traf, ist jetzt meine beste Freundin von allen. Denn wie sich leider herausstellte, hat auch sie Epilepsie, und sie war so froh und dankbar, dass sie von Anfang an auf meine Unterstützung bauen konnte.«*

Im Großen und Ganzen kann ich mit der Epilepsie leben
Kathrin aus Kärnten, Österreich

»Ich lebe mit meiner Epilepsie die ich seit meinem 6. Lebensjahr habe, bei meinem Vater zu Hause.
Leider wurde erst mit 14 Jahren erkannt, dass es Epilepsie ist. Vorher glaubten die Ärzte immer, es seien psychogene Anfälle, da ich die Anfälle auch oft vor Schularbeiten und Tests bekam.
Aufgrund der Anfälle (Epilepsie) musste ich auch die Gesundheits- und Krankenpflegeschule abbrechen. Die Anfälle wurden immer mehr, und die Tabletten halfen nichts mehr.
Mindern kann ich die Anfälle nur, indem ich Stress vermeide. Auch meine Medikamente (Zonegran 200mg 1-0-1und Neurotop ret. 600 mg 1-0-1) nehme ich regelmäßig ein. Damit ich dies nicht vergesse, hilft mir ein Tablettendispenser, in dem ich meine Tabletten für eine Woche vorbereiten kann.
Meine Familie und auch meine Freunde und Bekannten können gut mit meiner Epilepsie umgehen. Auch mein Freund weiß, was im Notfall zu tun ist. Mich gibt es nur mit Epilepsie.
Mein Alltag ist aber schon beeinträchtigt. Ich kann nicht Autofahren, was alle in meinem Alter tun. Und auch beim Fortgehen fühle ich mich nicht wohl. Ich habe einfach immer Angst, dass es mich in einer vollen Disco umhaut und mich ein Haufen Leute nur blöd anglotzen. Außerdem wäre es mir peinlich, wenn ich während des Anfalls Harn vor den ganzen Leuten verlieren würde.
Freunde, die ich vorher hatte, habe ich auch trotz meiner Epilepsie noch.

Im Großen und Ganzen kann ich auch schon sehr gut damit leben, und hoffe, dass ich jetzt bald operiert werde.«

Die Dosierung macht`s
Ilona V., 43 Jahre, aus Troisdorf

»Vor 9 Jahren erhielt ich nach einem unverschuldeten Verkehrsunfall die Diagnose Epilepsie. Ich bekam ungefähr 5 Jahre lang Timonil, bis eines Tages wieder epileptische Anfälle auftraten. Meinen Neurologen veranlasste das, mich auf ein anderes Medikament einzustellen und verordnete mir Keppra und Lamictal.
Leider stellten sich hierdurch diverse Nebenwirkungen ein, die ich zuvor bei Timonil nicht hatte. Mir war häufig schwindelig, sodass ich große Angst hatte, zu stürzen und meine Epilepsie dadurch zu verschlimmern. Außerdem traten oft Kopfschmerzen auf, die so stark waren, dass sie mich an meine früheren Migräneattacken erinnerten.
Mein Arzt veränderte zwar nicht die Medikamente, aber die Dosierungen. Ich war anfangs sehr skeptisch und hätte lieber ein anderes Präparat bekommen, aber er wollte unbedingt an dem Kepptra und Lamictal festhalten.
Es dauerte ein paar Monate, bis wir die richtige Dosierung gefunden hatten, aber am Ende hat es sich gelohnt. Die Nebenwirkungen sind weg, und ich bin jetzt seit ungefähr 3 Jahren anfallsfrei.«

Wahrscheinlich ist es wichtig, dass ich meinen anfallsfreien Zustand einfach genießen soll
Jenny M., 24 Jahre, aus Hürth

»Ich bin „trockene Epileptikerin", wie ich es immer wieder gerne bezeichne. Denn durch Medikamente ist es möglich geworden, dass ich seit fast 5 Jahren anfallsfrei leben kann. Mein Arzt hat mich allerdings eindringlich davor gewarnt, übermütig zu werden und die Tabletten einfach abzusetzen. Ja, so gesehen sitzt mir schon ordentlich viel Angst im Nacken, dass es doch irgendwann wieder so weit ist. Ich glaube, das ist ein bisschen wie bei einem trockenen Alkoholiker, der auch immer

diese Angst mit sich herumträgt, dass es vielleicht doch eines Tages zu einem Rückfall kommen könnte.
Und da ich diese Anfälle als extrem unangenehm in Erinnerung habe, ist die Angst bei mir auch entsprechend groß. Denn es waren eben nicht nur wenige Sekunden, die der Anfall andauerte und mich danach wieder zurück in meine normale Welt katapultierte.
Wenn ich einen Anfall erlitt, war es in der Regel früh morgens, wenn ich noch schlief. Im Unterbewusstsein nahm ich trotzdem wahr, dass sich meine Arme verkrampften, das war ein schreckliches Gefühl.
Nach dem Aufwachen fühlte ich mich immer sehr komisch, aber ich konnte mich an nichts erinnern. Wenn meine Eltern mit mir sprachen, konnte ich die Stimmen einige Stunden lang gar nicht richtig wahrnehmen, weil sie so dumpf klangen. Ich war auch sehr erschöpft, sodass ich an diesen Tagen nicht in der Lage war, zur Schule zu gehen. Erst am nächsten Tag war wieder alles normal.

Da die Anfälle fast immer im Bett passierten, bin ich vor weiteren Unglücken und Stürzen verschont geblieben. Aber trotzdem ist meine Angst riesengroß, dass irgendwann doch wieder so ein Anfall kommt.
Leider kann mich da auch mein Arzt nicht beruhigen. Er sagt, dass er mir schließlich auch keine Garantie geben könne, dass ich nie wieder Anfälle haben würde, auch wenn ich sehr diszipliniert lebe und die Medikamente regelmäßig einnehme.
Ich glaube, dass ich lernen muss, diese Angst abzuschütteln und mehr den Moment zu genießen. Ja, wahrscheinlich ist es wichtig, dass ich meinen Zustand, so wie er jetzt ist, einfach genießen soll. Denn was morgen kommt, das weiß doch sowieso keiner.«

Heute lese ich das Kleingedruckte in der Packungsbeilage
Tanja B., 43 Jahre, aus Siegen

»Meine Epilepsie begann vor ca. 19 Jahren. Die ersten schweren Anfälle traten vor dem Aufwachen auf, und ich hatte dabei immer das Gefühl, dass ich ersticken würde. Meine Eltern schleppten mich schon nach dem ersten Anfall direkt zum Hausarzt, aber der konnte nichts Auffallendes feststellen.
Erst nach dem etwa dritten schweren Anfall bin ich dann im Krankenhaus gelandet, wo man die schreckliche Diagnose Epilepsie stellte. Ab da bekam ich schwere Medikamente, die zwar dafür sorgten, dass die Anfälle einige Jahre lang nicht mehr auftraten, aber sie brachten auch einige heftige Nebenwirkungen mit sich. Besonders belastend war die Müdigkeit und Schläfrigkeit, weil ich dadurch sehr in meinem Alltag eingeschränkt war.

Zu dieser Zeit machte ich eine Ausbildung als Zahnarzthelferin, und es war für mich sehr mühsam, diese Ausbildung zu schaffen. Damit ich meine Lehrstelle halten konnte, habe ich mit meinem Chef eine Vereinbarung getroffen, dass ich für einige Krankheitstage Urlaubstage anrechnen lasse. Heute weiß ich, dass das nicht zulässig ist und dass mein Zahnarzt dafür bekannt ist, dass er seine Mitarbeiter total ausbeutet.
Und so naiv wie ich damals war, habe ich ihm auch noch fast die Füße geküsst, weil er mir so entgegenkam, damit ich meinen Ausbildungsplatz behalten konnte.
Aber so war es halt damals, ich fühlte mich wie in einer Zwickmühle gefangen. Denn an manchen Tagen war meine Krankheit auch ganz offensichtlich wahrzunehmen, weil meine Hände fürchterlich zitterten. Das war natürlich schwierig für mich, dies zu verheimlichen, weil ich ja als Zahnarzthelferin besonders auf ruhige Hände angewiesen war. Es ist zwar am Ende doch noch alles gut gegangen, aber ich habe mir oft große Sorgen gemacht, was passieren könnte, wenn wegen meiner Zitterhände im Mund des Patienten etwas ausrutschen würde.
Das Zittern habe ich dann zum Ende der Lehre auch gut in den Griff

bekommen. Mein Neurologe hatte mir vorschlagen, das Präparat zu wechseln, und das war eine absolut gute Entscheidung. Auch meine Müdigkeit wurde dadurch etwas besser.

Ich konnte dann sogar einige anfallsfreie Jahre erleben, in denen ich dachte, die Epilepsie würde meiner Vergangenheit angehören. Doch da hatte ich mich zu früh gefreut, denn eines Tages kam dann doch wieder ein Anfall.
Dieser war allerdings anders als in meiner Jugend, denn die Erstickungsanfälle blieben aus. Komischerweise war ich bei vollem Bewusstsein. Ich bekam alles, was um mich herum geschah, mit, aber ich konnte mich nicht verständlich machen. Das war eine sehr merkwürdige Situation.

Nachdem derartige Anfälle wieder gehäuft auftraten, entschied mein Neurologe einen erneuten Wechsel der Medikamente. Leider hatte ich den Beipackzettel nicht gelesen und meinem Arzt wohl auch nicht richtig zugehört. Das führte dazu, dass ich mit einer viel zu hohen Dosierung begann, anstatt das neue Präparat vorsichtig einzuschleichen. Was ich dann erlebte, war wie im schlechten Film. Zwar hatte ich erstmal Ruhe vor weiteren Anfällen, aber stattdessen bekam ich einen widerlichen Hautausschlag, vor dem ich mich selber ekelte. Als hätte das noch nicht gereicht, gingen mir auch noch büschelweise die Haare aus, und ich hatte eitrige Pusteln im Gesicht. Man könnte sagen, dass es da die logische Konsequenz sein könnte, in Depressionen zu verfallen.
Tatsächlich bekam ich Depressionen, aber wie ich im Nachhinein erfuhr, war das wohl eine Nebenwirkung der Medikamente und nicht der Hautausschläge und der ausfallenden Haare.
All das las ich nämlich im Beipackzettel!

Ja, das war mir eine Lehre. Wenn ich heute neue Medikamente nehme, lese ich das Kleingedruckte im Beipackzettel lieber zweimal als keinmal. Und wenn mir die dort aufgeführten Nebenwirkungen zu dramatisch klingen, lasse ich die Finger davon oder tausche mich mit meinem Arzt ausführlich aus. Auch das vorsichtige Einschleichen neuer Präparate hat wahrscheinlich dazu verholfen, dass ich solche Erlebnisse nie wieder hatte.«

Epilepsie durch die Wechseljahre?

Gerda, 50 plus, Schleswig-Holstein

»Liebe Frau Meinhardt,

ich halte mich nicht gerne in Foren auf, erstens kriege ich es nicht hin, mich einzuloggen, zweitens sind mir persönliche Äußerungen im Netz suspekt. Ich bin aber gerne bereit, Ihnen ein paar Fragen zu beantworten, die Sie für Betroffene verwenden dürfen. Zunächst einmal drängt sich mir der Verdacht auf, dass die Epilepsie absolut mit dem Beginn der Wechseljahre zusammenhängt, ich hatte bis zu dem Zeitpunkt keinerlei Probleme. Ich bin bei Recherchen durchaus auf Frauen getroffen, die sich die gleiche Frage stellen. Leider sind evtl. Zusammenhänge nicht erkannt, wahrscheinlich auch nicht entsprechend erforscht.

Da Epilepsie oft erstmals in der Pubertät auftritt, drängt sich der Verdacht auf, dass es mit Hormonen zu tun hat.

Ich habe (und das könnte wichtig sein für Frauen dieser Altersgruppe!) mich mit der Methode „Dr. Rimkus, Kiel" beschäftigt. Dieser Arzt versucht, Frauen mit ureigensten (ganz individuellen) Hormonsubstitutionen zu helfen, die aus dem eigenen Blut hergestellt werden. Ich hoffe, dass damit auch die vermeintlich daraus folgende Epilepsie verschwindet. Unter Dr. Rimkus findet man Informationen, die denen helfen könnte, die die Epilepsie erst im späteren Alter erworben haben.

Behandelt werde ich mit Lamotrigin, das ich auch gut vertrage. Allerdings kann ich das Gefühl nicht los werden, dass meine Konzentration leidet, und ich oftmals unter Wortfindungsstörungen leide. Außerdem kommt es dann zu einem Anfall, wenn ich nur 1x die Tabletten vergesse (leider 2x vorgekommen). Natürlich macht der unberechenbare Zustand Angst. Ich bin immer bemüht, mich zu setzen, oder zu legen, wenn es möglich ist (in der Öffentlichkeit oft reichlich peinlich). Oftmals ist die Angst völlig unbegründet. Wenn ich viel Stress hatte und dann noch ein größeres „Event" habe, nehme ich eine halbe Frisium, dieses Medikament soll prophylaktisch helfen, jedenfalls beruhigt es mich seelisch. Ich hoffe, ich konnte einen kleinen Beitrag zur Info geben, mit dem der Eine oder Andere was anfängt.«

Vor allem starke Schmerzen, Verdauungsstörungen, Aufregung und Stress können bei mir die Auslöser für einen Anfall sein

Erika, 77 Jahre

»Zuerst möchte ich mich vorstellen, ich bin 77 Jahre alt, verheiratet und war bis zum Renteneintrittalter als Technische Zeichnerin voll berufstätig.

Mit dem Jahrgang 1939 bin ich zu Beginn des Krieges geboren und am Ende des Krieges eingeschult worden. Diese Angabe ist für mich wichtig, weil meine Epilepsie-Erkrankung durchaus in dieser Zeit entstanden sein kann. Während der häufigen Fliegeralarme nachts wurde ich aus dem Bett genommen, auf den Tisch gestellt und mit möglichst vielen Schichten Bekleidung angezogen. Alles musste schnell gehen, um noch rechtzeitig den Luftschutzkeller zu erreichen. Ein zweiter Grund für mich kann im 7. oder 8. Lebensjahr ein Sturz auf den Hinterkopf gewesen sein. Ich schaukelte auf einer der damals üblichen Absperrketten an einer stark befahrenen Kreuzung, verlor den Halt und fiel mit Schwung auf den Hinterkopf. Man machte damals bei solchen Dingen kein großes Aufheben und schenkte der Sache auch keine Beachtung.

Wann genau die ersten Anfälle kamen ist unklar, aber es könnte in einem zeitlichen Zusammenhang stehen. Als epileptische Anfälle wurde es nie erkannt. Wenn ich morgens ohnmächtig wurde, durfte ich mich ausruhen, und sobald es mir besser ging, musste ich umgehend in die Schule marschieren.

Meine Anfälle waren nie ein Thema. Ich war durch den Mangel an Nahrung und den stetigen Hunger unterernährt, auch dort sah man wohl die Ursache für die Ohnmachten. Die Häufigkeit der Anfälle kann ich nicht mehr nachvollziehen und leider auch keinen Menschen mehr fragen. So habe ich mein Leben lang die Anfälle zwar hingenommen, aber der ganzen Sache keine Bedeutung zugemessen. Die Anfälle kamen und gingen, es war nie ein Thema. Sicher habe ich auch dadurch ein ganz normales Leben geführt, auch wusste kein Mensch

von den Anfällen, sie kamen ja immer früh morgens. Einzige Einschränkung war, ich durfte keinen Führerschein machen, was bei den langen Wartezeiten auf ein DDR-Auto auch kein Thema war. Ich hatte etwa vom 30. bis zum 50. Lebensjahr jährlich 2 Anfälle, oft im Frühling und im Herbst.
In dieser Zeit wurde ich vom Neurologen regelmäßig behandelt und nahm Phenytoin ein. Die Anfälle blieben trotz der Einnahme bestehen.

Der Neurologe definierte sie als epilepsieartige Störungen des Gehirns, später genauer als Grand-Mal-Anfall. Ich bekam die Anfälle immer frühzeitig, wurde ohnmächtig, blieb ganz ruhig liegen und kam nach einiger Zeit wieder zu mir. Mir war jedoch sterbensschlecht und ich schlief meist danach einige Stunden.
Am Beginn meines 51. Lebensjahres hatte ich eine große Operation. Danach war ich über ca. 4 Jahre anfallsfrei, und die Vertretung meines Neurologen setzte die Tabletten ab.

Ich war sehr froh und glaubte den Grund im veränderten Hormonhaushalt zu sehen. Das war ein Irrtum, denn die Anfälle kamen zurück, etwas weniger, einmal im Jahr, manchmal erst nach 2 Jahren, und jetzt begannen sie mich zu ängstigen. Weil sie immer noch frühzeitig kamen, war mein Mann immer zur Stelle. Auch wenn er der Situation oft hilflos gegenüber stand, war ich nie allein und wurde sofort bestens betreut.
Im Gespräch mit der Kardiologin sprach ich das Thema einmal an, und sie schickte mich sofort zu einer im gleichen Haus niedergelassenen Neurologin. Es wurde eine CT des Kopfes veranlasst, diese zeigte keine Auffälligkeiten, wie auch schon bei vielen EEG-Untersuchungen im Laufe der Jahre vorher.

Im Endergebnis sollte ich wieder dauerhaft Tabletten nehmen. Sie hatte ein Medikament vorgesehen, welches laut Angabe zu starker Gewichtszunahme führt. Durch eine Brustkrebserkrankung im Jahr 2000 mit erfolgter Mastektomie und der im Anschluss erfolgten Einnahme von Tamoxifen hatte ich 10 kg an Gewicht zugenommen. Ich bat die Neurologin mir ein anderes Medikament zu verschreiben, da ich bei *meiner Größe von 1,58 m nicht noch mehr Gewicht zulegen könnte. Ihre kurze Antwort: „Für Sie kommt nur dieses Medikament in Frage". Ich habe mich freundlich verabschiedet, hier trennten sich unsere Wege, und ich habe seitdem keinen Neurologen mehr aufgesucht.*

Jetzt bin ich 72 Jahre alt, kann mit den Anfällen umgehen, auch wenn sie mich immer wieder ängstigen. Die Zeit nach dem Anfall bis zur Wiedererlangung aller Körperfunktionen wird leider immer länger.

Durch das Lesen des Buches „Mein schönes Leben mit Epilepsie" habe ich endlich eine genaue Bezeichnung für meine Art des Anfalls gelesen. Es sind eindeutig Atonische Anfälle. Beobachtet habe ich, dass vor allem starke Schmerzen, Verdauungsstörungen, Aufregung und Stress die Auslöser für einen Anfall sein können. So versuche ich mein Leben darauf einzurichten und noch viele gute Jahre trotz Epilepsie zu leben.«

Seit der Operation geht es mir besser
Gerti, aus Niederösterreich

»Meine Familie und Freunde haben trotz Epilepsie zu mir gestanden. Ich war aufgrund der vielen Medikamente sehr vergesslich, was mir niemand böse angerechnet hat.
Als ich mich verliebt habe, hab ich immer beim ersten Treffen erwähnt, dass ich Epileptikerin bin, und daraufhin haben sich viele Burschen nicht mehr gemeldet. Jetzt hab ich einen sehr lieben Freund, dem ich genauso beim ersten Treffen sagte, dass ich Epilepsie habe, und dieser mag mich trotzdem.

Einen Arbeitsplatz hatte ich mal für 3 Monate, aber dann hat man mir wieder gekündigt. Eigentlich wollte ich DGKS werden, aber die Schule hat mich ebenfalls nach einem halben Jahr entlassen. Wenn ich mich irgendwo beworben habe und angekreuzt habe, dass ich Epileptikerin bin, haben die mich abgelehnt. Medikamente habe ich schon Lamictal, Topamax, Neurotop ret., Keppra, Zonegran geschluckt und nicht alle haben geholfen. Habe mir auch verschiedenen Meinungen angehört

in den Krankenhäusern. In Innsbruck habe ich mich jetzt im August operieren lassen. Mir geht es seit der OP sehr gut, ich brauche nicht mehr so viele Tabletten, und ich würde es jedem raten.
Wer mich wegen meiner Krankheit nicht mag, dem kann ich nicht helfen, ich kann nichts dafür, Epilepsie zu haben. Ich fände es gut, wenn auch Epileptiker einen Job bekommen würden.«

Das mit der Rente zieht sich wie Kaugummi
Rudi, 46 Jahre, aus Rommerskirchen, hofft auf Rente, um seine Familie zu ernähren

»Sehr geehrte Frau Meinhardt,
seit einem Motorradunfall vor 5 Jahren bekomme ich epileptische Anfälle. Ich bin jetzt 46 Jahre alt, bin glücklich verheiratet und habe 2 Kinder.
Bis auf die Epilepsie habe ich keine bleibenden Schäden durch den Motorradunfall behalten. Das sah anfangs gar nicht danach aus, weil ich mehrere Brüche hatte, von denen einige sehr schlecht heilten. Nun könnte man sagen, dass ich da doch noch mit einem blauen Auge herausgekommen bin, das ist einerseits sicherlich richtig. Aber trotzdem tue ich mich mit der jetzigen Situation sehr schwer.
Da ich eine Familie habe, für die ich bis zu meinem Unfall der alleinige Ernährer war, hat uns diese ganze Sache finanziell sehr getroffen. Ich hatte zwar einige Monate nach dem Unfall meinen damaligen Job wieder aufgenommen, aber durch die epileptischen Anfälle, die zeitweise mehrmals pro Woche auftraten, war das irgendwann nicht mehr möglich.

Meine Krankschreibung wurde immer wieder verlängert, die Kündigung meines Arbeitgebers ließ dann nicht mehr lange auf sich warten. Als das Krankengeld ausgelaufen war, musste ich Arbeitslosengeld beantragen, obwohl ich ja eigentlich gar nicht für den Arbeitsmarkt verfügbar war. Das ist hier in Deutschland eine etwas komische Vorgehensweise, und man fühlt sich als Betroffener hin-und hergeschoben. Denn irgendwie musste ich „offiziell" immer so tun, als könnte ich arbeiten. Brenzlig wurde es, als eines Tages eine Aufforderung im Briefkasten

lag, die mich zu einer Umschulungsmaßnahme für einen Bürojob vorsah. Ich bekam Panik, weil ich mich gesundheitlich nicht in der Lage sah, diese Umschulung zu machen. Mal ganz abgesehen davon, hatte ich mich immer dagegen gesträubt, in einem Büro zu landen. Ich war mit Leib und Seele Handwerker und hatte bis zu meinem Motorradunfall als Maler und Lackierer gearbeitet. Und jetzt sollte ich ein Bürohengst werden? Nicht mit mir!
Diese Zeit war für mich sehr nervig, ich wurde da auch einige Male für meine Familie ziemlich unausstehlich. Meine Frau litt sehr unter dieser Situation und machte den Vorschlag, dass doch sie anstatt ich arbeiten gehen könnte. Von diesem Vorschlag war ich nicht begeistert, welcher Mann lässt sich schon gerne von seiner Frau durchfüttern? Also da hatte ich mit meinem Ego doch ein gewaltiges Problem.

Mittlerweile habe ich mein Ego zähmen können, meine Frau hat eine 3⁄4-Stelle bei einem Friseur um die Ecke. Sie verdient nicht so viel, wie ich früher in meinem Job, aber wenn ich eine Rente bekommen würde, kämen wir zurecht. Doch mit dieser zuständigen Behörde kämpfe ich gerade noch. Sie versuchen, mit allen Mitteln zu verhindern, dass sie mich in Rente entlassen. Obwohl meine Ärzte dazu geraten haben, interessiert das die Versicherung nicht. Mittlerweile sind ungefähr 15 Gutachten erstellt worden, manche Erlebnisse mit diesen seltsamen Gutachtern glaubt man nicht, wenn man sie nicht selbst erlebt hat. Ich frage mich, in was für einer Welt die eigentlich leben. Die meisten von denen sind völlig weltfremd oder tun zumindest so. Am irrsten war mal eine Gutachterin, die benahm sich wie ein Feldwebel. Die ging mit den Patienten um wie auf einem Kasernenhof. Da dieser Umgang so unwürdig war und mich zutiefst verletzte, habe ich mich anschließend bei dem Rentenversicherungsträger beschwert.
Aber was sollte ich da erwarten? Dort fand man das alles nicht schlimm und nahm die gute Frau auch noch in Schutz.
Insgesamt läuft das ganze Theater jetzt schon seit knapp 2 Jahren, im Internet habe ich von Geschichten gelesen, bei denen das Verfahren sogar 8 Jahre oder noch länger läuft.
Ich bin jetzt in den VdK eingetreten, die boxen da wohl so manches

durch. Da gibt es bundesweit Beratungsstellen mit Juristen, die sich auf solche Fälle spezialisiert haben, bei denen die Verrentung wegen einer chronischen Krankheit angebracht ist.
Ich hoffe so sehr, dass ich die Rente durchbekomme, denn ich muss doch meine Familie ernähren. Hartz 4 kommt für mich nicht in Frage, das kann doch nicht die Lösung sein.«

Wegen der Tabuisierung habe ich mein Heimatdorf verlassen
Elsi N., 44 Jahre, aus Stuttgart

»Sehr geehrte Frau Meinhardt,
obwohl ich schon seit über 20 Jahren an Epilepsie erkrankt bin, habe ich mir vor einigen Wochen Ihr Buch besorgt. Ich habe nämlich bis heute noch nicht die Hoffnung aufgegeben, dass mein Leben eines Tages doch noch ein gutes Stück verbessert wird.
In Ihrem Buch habe ich noch einige Aspekte gefunden, die mir so noch nicht bewusst gewesen waren. Ich werde da noch einiges aufgreifen und ausprobieren.

Was mich besonders gefreut hat, ist, dass Sie in Ihrem Buch auch auf das Problem mit der Tabuisierung eingehen. Allein hierzu könnte ich Ihnen viele Seiten zusammenschreiben, denn ich habe durch die Epilepsie im Laufe der Jahre leider immer wieder erfahren müssen, wie sehr man mit dieser Krankheit von der Gesellschaft ausgegrenzt wird.
Heute rede ich nur noch mit sehr wenigen Menschen über die Epilepsie, weil ich Angst davor habe, wieder verletzt zu werden. Obwohl es doch heutzutage kaum noch Themen gibt, über die man nicht mehr spricht, hat sich in Bezug auf die Epilepsie leider nicht viel zum Positiven verändert.
Sie glauben ja gar nicht, wie oft ich schon Menschen beneidet habe, die eine gesellschaftlich anerkannte Krankheit wie z. B. Krebs oder einen Schlaganfall haben. Sicher ist es auch sehr schwer, diese Krankheiten zu ertragen, und ich will sie weiß Gott nicht haben, aber die Betroffenen erfahren in der Gesellschaft doch eine ganz andere Akzeptanz und Mitleid. Wenn man hingegen sagt, dass man Epileptikerin ist, dann sieht man förmlich, wie die Fragezeichen in die Augen treten, gepaart

mit Unsicherheit und Furcht. Und als Betroffener hat man dann unweigerlich schnell das Gefühl, dass man abermals dieses unsichtbare Schild auf der Stirn trägt: „Achtung – merkwürdig krank".
Heute weiß ich, dass es vielen Mitmenschen sehr peinlich ist, wenn man von dieser Krankheit spricht. Ihnen ist am liebsten, man spricht über den letzten Urlaub oder die ersten warmen Sonnenstrahlen nach einem langen Winter. Aber bloß nicht so eine nebulöse Krankheit wie die Epilepsie ansprechen, das geht nicht.

Als meine Krankheit begann, wohnte ich noch in einem relativ kleinen Ort im Bergischen Land. Die Nachbarn wussten dort mehr über einen, als man selbst. Und als dann noch meine Krankheit kam, da ging das Geplapper erst so richtig rum. Es war schon merkwürdig, dass die Leute aufhörten zu quatschen, sobald ich den Bäckerladen betrat oder beim Friseur war. Es war Schweigen im Walde, und eine gefühlte Peinlichkeit lag in der Luft, sobald ich irgendwo auftauchte.

Ein für mich sehr einschneidendes Erlebnis war, als ich eines Tages vor unserem Lottoladen einen Anfall bekam und zu Boden fiel. Als ich nach einer kurzen Bewusstlosigkeit wieder zu mir kam, war ich zwar umringt von einigen Menschen, aber ich war erschrocken, wie die mich alle anstarrten und teilweise sogar anschrien. Anstatt mir zu helfen, sahen sie mich entsetzt und verständnislos an. Ich kam mir vor wie ein Zirkuspferd im Zoo, das von den Menschen begafft wurde. Als ich etwas sagen wollte, bekam ich leider keinen Ton raus. Meine Stimme war fast weg, und das, was ich von mir gab, hörte sich an wie wirres Zeugs. Wahrscheinlich haben die Leute gedacht, ich hätte zuviel getrunken. Einer der Gaffer sagte auch so was von Trunkenheit und besoffen sein.

Dieses Erlebnis war der Auslöser, dass ich beschloss, eines Tages dieses Dorf zu verlassen. Obwohl sie doch eigentlich alle wussten, dass ich an Epilepsie erkrankt war, wurde ich behandelt wie eine Aussätzige.
Irgendwann fühlte ich mich in dieser Umgebung nicht mehr wohl, weil dieses Ausgrenzen immer schlimmer wurde.
Durch einen glücklichen Zufall habe ich meinen heutigen Mann kennengelernt und bin mit ihm zusammen in eine größere Stadt bei

Stuttgart gezogen. Anfangs war das Einleben für mich schon schwierig, weil ich diese Dorfstrukturen von Klein auf gewohnt war. So fand ich es anfangs ziemlich unfreundlich, wenn mich die Leute auf dem Bürgersteig nicht grüßten. Auch ein Kaffeekränzchen, so wie ich es aus meiner Heimat gewohnt war, gab es hier nicht.
Doch nach etwa 2 Jahren hatte ich mich gut eingelebt. Ich habe mittlerweile viele neue Bekannte und Freunde und gehe mit meiner Epilepsie ganz offen um. Irgendwie scheinen die Menschen in einer Großstadt doch anders mit der Epilepsie umzugehen. Ich weiß nicht, ob man das verallgemeinern kann, aber bei mir ist das wirklich so. Und somit habe ich den Weggang aus meinem Heimatdorf auch nie bereut, sondern immer als eine der besten Entscheidungen meines Lebens betrachtet.«

Das Leben annehmen, wie es jetzt ist
Rudi W., 68 Jahre, aus Bochum

»Ich bin seit etwa 15 Jahren von der Epilepsie betroffen. Mittlerweile habe ich alle verfügbaren medikamentösen Behandlungen ausgeschöpft, sodass momentan ein operativer Eingriff zur Diskussion steht. Allerdings sind meine behandelnden Ärzte der Meinung, dass eine Operation bei mir mit zu vielen Risiken verbunden wäre.
Die Krankheit begann bei mir nach einem Hirnschlag. Bis auf die Epilepsie und eine linksseitige Lähmung sind von dem Hirnschlag keine weiteren bleibenden Schäden übrig geblieben.

Die epileptischen Anfälle belasten mich doch sehr, weil sie phasenweise sehr oft auftreten. Ich bin inzwischen 68 Jahre alt, und ich glaube nicht mehr daran, dass ich eine hohe Lebenserwartung habe, auch wenn sich meine Ärzte diesbezüglich sehr zurückhalten.
Auch meine Frau will solche Sachen nicht hören, sie ist ein paar Jährchen jünger als ich und ist eigentlich eine sehr lebensfrohe aktive Frau. Es gibt Tage, an denen fühle ich mich wie ein Störfaktor in ihrem Leben. Dann plagt mich ein schlechtes Gewissen, weil ich dann denke, dass meine Frau ohne mich ein viel schöneres Leben hätte. Sie will so was aber gar nicht hören und versucht mich dann zu beruhigen. Aber tief

in mir drin, da ist diese Vorstellung, dass ich für meine Frau eine große Belastung bin.
Denn da ist ja nicht nur die körperliche Belastung, die meine Frau durch mich hat. Durch meine Krankheit laufen auch viele Kosten auf, die die Krankenkasse nicht übernimmt. Da ich schon mit Anfang 50 Frührentner geworden bin, reicht meine Rente nun hinten und vorne nicht aus. Das hat dazu geführt, dass meine Frau seit meiner Verrentung an einer Tankstelle um die Ecke aushilft. Anfangs war das ja noch eine schöne Abwechslung für meine Frau und brachte ein paar hundert Euro zusätzlich in unsere Kasse, aber mittlerweile sind da viele jüngere Kolleginnen nachgerückt, die viel mehr Stunden arbeiten können als meine Frau. Ich glaube, das nennt man auch Mobbing, was meine Frau da gerade erlebt.
Ja, so eine Krankheit kann das Leben gewaltig auf den Kopf stellen. So hatte ich mir mein Leben nicht vorgestellt, aber ich muss es wohl so annehmen, wie es jetzt ist.«

Obwohl ich seit meiner Kindheit Epilepsie habe, führe ich ein ziemlich normales Leben
Frieda, 64 Jahre, aus Burg

»Meine Epilepsie begann schon in meiner Kindheit und begleitet mich mein ganzes Leben. Obwohl ich schon in der Volksschule häufig ohnmächtig wurde und verkrampfte, kam die Diagnose Epilepsie erst sehr viel später. Ich war schon fast 20 Jahre alt, als ein Arzt zufällig feststellte, dass ich Epileptikerin bin.

So hatte ich mich also bis dahin völlig unwissentlich von meiner Erkrankung ziemlich normal durch mein bisheriges Leben gewagt. Im Nachhinein kann ich sagen, dass ich da oft auch viel Glück hatte, dass durch meine Anfälle nichts Schlimmeres passiert ist. Einige kleinere Narben sind aus dieser Zeit geblieben, aber sie gehören zu mir, so wie zu anderen Menschen andere markante Dinge gehören.
In der Schulzeit war es kein Problem gewesen, dass ich hin und wieder ohnmächtig wurde. Damals dachte man halt, ich hätte Kreislaufprob-

leme oder hätte zu wenig gegessen. Man maß meinen Anfällen jedenfalls keinerlei besondere Bedeutung bei.
Das änderte sich dann schlagartig, als ich mit knapp 20 Jahren dann einen so großen Anfall erlitt, bei dem ich reanimiert werden musste. Dies war der Auslöser dafür, dass mich die Ärzte dann doch kräftig auf den Kopf stellten und dann leider mit dieser Epilepsie-Diagnose um die Ecke kamen.

Seitdem nehme ich Antiepileptika, die im Laufe der Jahre immer wieder verändert wurden. Teilweise wurde die Dosierung angepasst, aber oftmals bekam ich auch ganz neue Präparate.
Zu dieser Zeit befand ich mich schon im Berufsleben. Ich hatte meine Ausbildung als Schneiderin absolviert und arbeitete nun in einem Modegeschäft als Änderungsschneiderin. Auch wenn ich nicht viel Geld damit verdiente, machte es mir sehr viel Spaß. Das Geld, was ich auf der einen Seite weniger verdiente als meine Freundinnen, konnte ich auf der anderen Seite wieder einsparen, indem ich mir meine Kleidung selbst schneiderte.
Ich hatte während der Arbeit gelegentliche Anfälle, aber meine Chefin hatte ich von der Epilepsie erzählt, obwohl ich es ja nicht unbedingt hätte machen müssen. Aber so war mir wohler in meiner Haut, und ich wollte keine Heimlichtuereien.

Ich weiß, dass andere Epileptiker da ganz andere Erfahrungen machen und Angst vor einem Jobverlust haben, wenn sie ihre Krankheit outen, aber ich hatte in diesem Punkt mit meiner Chefin Glück. Das nächste Glück stand eines Tages vor der Tür, als ich meinen jetzigen Mann kennenlernte. Er war damals einer unserer besten Kunden im Bekleidungsgeschäft, und ich habe so manche Änderung für ihn an seinen Hosenbeinen vorgenommen, weil ihm die meisten Hosen zu lang waren. Mittlerweile sind wir seit über 30 Jahren verheiratet, haben 2 gesunde Töchter und führen ein ganz normales Leben, das nur ab und an durch meine epileptischen Anfälle etwas getrübt wird.
Mein Mann hat sehr viel Verständnis für mich und hatte das von Anfang an. So hat er mir schon immer geholfen, mit meiner Epilepsie zurecht zu

kommen, er fühlte sich auch nicht angewidert durch meine Anfälle, so abstoßend sie ja manchmal optisch auch sein können. Ich habe meinem Mann viel zu verdanken, dass ich dieses schöne Leben führen kann, aber auch meine beiden Töchter haben einen großen Anteil daran. Sie sind ja mit der Epilepsie aufgewachsen, für sie war es leider normal, dass ihre Mutti ab und zu mal einfach umfiel. Wir sind sehr offen mit meiner Krankheit umgegangen, und haben von Anfang an versucht, meinen Mädchen die Angst zu nehmen. Das hat auch ganz gut funktioniert, allerdings sind sie doch etwas mehr um ihre Mutti besorgt, als andere Töchter, deren Muttis gesund sind.
Insgesamt gesehen habe ich die Krankheit gut im Griff, und die Anfälle weitestgehend unter Kontrolle. In manchen Jahren hatte ich nur 2 Anfälle, im Moment sind es ungefähr 3 pro Jahr. Die Medikamente werden immer wieder verändert, derzeit nehme ich 750 mg Keppra und 50 mg Lamotrigin.«

Weniger Anfälle durch Verbesserung der Schlafqualität
Gerold T., 54 Jahre, aus Westheim

»Leider habe ich erst nach einigen Jahren erkannt, dass meine epileptischen Anfälle besonders durch mein Schlafverhalten beeinflusst werden. Doch seitdem ich das weiß, konnte ich meine Lebensqualität sehr stark verbessern. Halte ich mich jedoch nicht daran und fange wieder an zu schludern, dann kommt die Quittung mit ziemlicher Garantie und häufigeren Anfällen.
Ich hatte diesen Tipp mit der verbesserten Schlafqualität von einem Mit- Betroffenen im Internet bekommen, denn von allein wäre mir diese Idee wahrscheinlich nicht gekommen. Er berichtete in einem Forum so überzeugend von seinen positiven Erfahrungen, dass ich es auch gleich ausprobieren wollte.
Denn es stimmte schon, dass mein Schlaf schon seit langer Zeit nicht der Beste war. Er war nicht der längste, und nicht der ruhigste, weil ich mehrmals nachts aufwachte. Morgens war ich oft so stark erschöpft, das ich an diesen Tagen vor 10 Uhr nicht aufstehen konnte. Da ich sowieso wegen der Epilepsie keinen Job mehr hatte, war das nicht

weiter tragisch, aber ich merkte, wie sich mein Lebensrhythmus immer weiter verschob.
So stand ich zeitweise erst mittags auf und ging vor 2.00 Uhr nachts nicht schlafen. Schlecht, wenn man einen gesunden Schlaf benötigt, denn besonders der Schlaf vor 22.00 Uhr ist von großer gesundheitlicher Bedeutung.
Das hängt wohl irgendwie mit den Nebennieren zusammen, genau kann ich das jetzt nicht erklären. Ich kann aber sagen, dass es tatsächlich funktioniert. Außerdem sorge ich jetzt für eine etwas wärmere Temperatur im Schlafzimmer. Seitdem ist das Gesicht nicht mehr so kalt, was mich auch immer irgendwie beim Einschlafen gestört hatte. Auch wenn meine Frau das anfangs nicht so witzig fand, ziehe ich mittlerweile jeden Abend dicke Socken an. Ich kann mit kalten Füßen einfach nicht schlafen, und mit den Socken und warmen Füßen klappt das nun viel besser.

Gegen mein mehrfaches Aufwachen während der Nacht habe ich nach langem Ausprobieren ein tolles Mittel ausfindig gemacht, mit dem ich die Schlafunterbrechungen endlich in die Versenkung getrieben habe. Auch wenn es eigentlich in Deutschland nicht erhältlich ist, will ich es gerne an dieser Stelle nennen, denn jeder Mensch kann ja für sich selbst entscheiden, ob er es sich besorgen will oder nicht. Es heißt Melatonin und ist ein natürliches Schlafhormon. Seitdem ich davon jeden Abend 3 mg nehme, schlafe ich nicht nur sehr schnell ein, sondern auch fast immer problemlos durch.
Doch bis ich das so herausgefunden habe, vergingen mindestens 2 Jahre. Mein Arzt hat mir auch immer wieder versucht zu helfen und mir so manches Hammerpräparat verschrieben. Die Wirkungen waren sehr unterschiedlich, und kein Präparat war so klasse wie das Melatonin. Am schlimmsten war ein Antidepressivum, das wohl eine Substanz enthält, die schlaffördernd wirkt, denn ich hatte ja keine Depressionen. Ich konnte dadurch tatsächlich schlafen wie ein Bär im Winterschlaf, allerdings hatte es den Nachteil, dass ich morgens nicht mehr aus dem Bett kam. Obwohl ich im Laufe der Zeit die Dosierung reduzierte, brauchte ich mindestens 10 Stunden Schlaf, meistens sogar 12 oder 13 Stunden.

Und hatte ich es endlich geschafft, aufzustehen, brauchte ich mindestens eine ganze Stunde, bis ich mich wach fühlte.
Hinzu kam, dass ich tagsüber durch diese Tabletten eine sehr unangenehme Mundtrockenheit hatte. Das klingt zunächst harmlos und ist es ja im Grunde auch. Aber es ist halt lästig, weil man permanent etwas zum Trinken griffbereit haben muss. Und hat man daran mal nicht gedacht, dann ist dieses Durstgefühl sehr schrecklich. Allein schon dies war für mich ein wichtiger Grund, nach einem anderen Präparat Ausschau zu halten.
Ich hätte es nie für möglich gehalten, wie wichtig eine gesunde Schlafhygiene ist und kann nur jedem Menschen mit Epilepsie empfehlen, dieses für sich auszuprobieren. Aber nicht nur Menschen mit Epilepsie können von einer verbesserten Schlafqualität profitieren, sondern auch viele andere.«

Die Nebenwirkungen machen mir sehr zu schaffen
Miriam N., 22 Jahre, aus Neubrandenburg

»Ich bin zwar noch ziemlich jung, aber habe schon sehr viel Erfahrung mit Epilepsie. Meinen ersten Krampfanfall bekam ich mit 13 Jahren, mittlerweile bin ich 22 Jahre alt und muss zwischenzeitlich immer wieder die Medikamente anpassen, weil ich bisher nach einer gewissen Zeit die jeweiligen Nebenwirkungen nicht mehr ertragen konnte.
Bei manchen Präparaten war das so schlimm, dass ich das Gefühl hatte, ich würde den ganzen Beipackzettel durchmachen. Ich kann mich nicht mehr an jedes einzelne dieser Medikamente erinnern, aber von dem Lamotrigin weiß ich noch genau, dass mich das völlig in die Knie gezwungen hatte. Da war nämlich die ganze Bandbreite dabei, die man sich nur so vorstellen kann.
Der trockene Mund war zwar lästig, aber von all den Dingen mit Abstand das harmloseste. Sehr oft war mir schwindelig, sodass ich Angst hatte, zu stürzen, ich hatte große Probleme, mich zu konzentrieren und bekam zu allem Überfluss noch heftige Depressionen.
Als diese so stark ausgeprägt waren, dass ich mein Leben beenden wollte, griff meine Mutter ein und machte bei dem Neurologen ziem-

liches Theater. Dieser warf uns daraufhin aus seiner Praxis, sodass ich erstmal ohne Therapeuten war. Wir fanden dann einen neuen Neurologen, hatten aber eine Wartezeit von mehr als 8 Wochen. Ich kam bis zu diesem Termin so gerade mit den Medikamenten hin, wobei ich mir heute auch die Frage stelle, ob es überhaupt sinnvoll war, solche Präparate weiter einzunehmen, von denen man so gefährliche Depressionen mit Suizidgedanken kriegt.

Es folgten bei dem neuen Neurologen noch einige weitere Präparatewechsel, und auch bis heute ist leider noch keines dabei, mit dem ich wirklich komplett zufrieden wäre. Momentan nehme ich Keppra. Wir hatten mit einer niedrigen Dosierung begonnen und steigerten dann bis auf 3 g täglich. Seit einiger Zeit bin ich dadurch allerdings sehr aggressiv geworden, was für meine Eltern und meinen Freund nicht angenehm ist. Aber ich habe meine Wutausbrüche nicht unter Kontrolle, so sehr ich mich auch anstrenge. Hinzu kommen die Stimmungsschwankungen, die das alles nicht gerade erträglicher machen.
Ich weiß, dass das noch nicht die Lösung sein kann, und ein erneuter Wechsel der Medikamente kommen muss. Denn ich habe das Gefühl, dass mir diese Medikamente meine eigene Persönlichkeit nehmen. Sie lassen mich zu einer ganz anderen Person werden, die ich eigentlich gar nicht bin, und die mir selbst völlig fremd ist. Das finde ich ziemlich beängstigend.«

Entspannung, Freude und eine Menge Selbstvertrauen, sich nicht verstecken, dann ist Epilepsie kein Anfang vom Ende

Sylke B.

»Vor genau 23 Jahren erkrankte ich an Epilepsie, Typ Grand-mal. Mein erster Anfall ereignete sich beim Telefonieren. Zum Glück saß ich auf dem Sofa. Mein kleiner Sohn, damals gerade 10 Jahre alt, musste mit ansehen, wie ich von einer Sekunde zur anderen umkippte und wie er mir sagte, zuckend zwischen Sofa und Tisch fiel. Er muss wohl völlig entsetzt gewesen sein, aber er rief meine Mutter an, die nur 5 Minuten von uns entfernt wohnte. Was in der Zeit, bis ich zu Bewusstsein kam,

mit mir geschah, kann ich ja nur aus Erzählungen wiedergeben. Ich war wohl sehr blass und krampfte so ca. 2 Minuten und hatte etwas blutigen Schaum vorm Mund.
Als ich jedenfalls meine Umwelt wieder bewusster wahrnahm, standen meine Mutter, mein Sohn und der herbeigerufene Hausarzt neben dem Sofa. Mir war furchtbar übel, ich war unglaublich müde und fühlte mich benommen. Mein Arzt diagnostizierte einen Kreislaufkollaps, da ich oft niedrigen Blutdruck hatte. Doch als ich eine Woche später, es war so um den 20. Dezember herum, wieder beim Telefonieren plötzlich Stimmen im Kopf hörte, die wild durcheinander schrien, sackte ich mit einer heißen Welle von unten bis oben in die Knie und fiel dann rücklings auf den Wohnzimmerboden, der mit Teppich ausgelegt war.

Wieder musste mein Sohn hilflos mit ansehen, was da Schlimmes mit seiner Mama passierte. Aber er rief meine Mutter und meinen Mann an, die mir so schnell es ging zu Hilfe eilten und einen Krankenwagen riefen. Als ich wieder zu Bewusstsein kam, sah ich das Innere des Krankenwagens, einen Notarzt der beruhigend auf mich einredete und erklärte, dass ich einen epileptischen Anfall gehabt hatte.
Ich kam in die Neurologische Klinik. Es folgten EEG und MRT- man fand nichts, gottlob. Aber trotzdem war sie da, die Epilepsie.
Man verordnete mir Valium und Ruhe. Ich durfte nach Hause, hurra....
Ein paar Tage später lag ich in der Badewanne, es war kurz nach Weihnachten. Der Weihnachtstrubel hatte mich wohl geschlaucht. Warmes Wasser, Entspannungsbad...Mein Mann schaute kurz ins Bad und sprach mich an. Ich konnte nichts verstehen, die Stimmen im Kopf waren zu laut. Ich bekam einen langen Anfall in der Badewanne. Mein Mann hat meinen Kopf über Wasser gehalten und mich, als es vorbei war, ins Wohnzimmer getragen. Dann rief er den Krankenwagen.
Mir war übel, Kopfweh, Müdigkeit. Man fing mit neuen, ergebnislosen Untersuchungen an, und stellte mich auf Valprorinsäuretabletten ein. Oh, war ich müde. Nach 3 Tagen ging es besser, ich hatte keinen Anfall und konnte nach Hause. Am Anfang schienen mir die Tabletten zu helfen, doch nach 2 Monaten bekam ich Blut abgenommen. Man stellte fest, dass sich meine weißen Blutkörper auflösten. Sofortiger Tablet-

tenstopp.
Man versuchte es nun mit Carbamazepin. Davon bekam ich allerdings starken Hautausschlag am ganzen Körper. Das Mittel wurde abgesetzt. Zwei neue Anfälle folgten. Beim ersten Anfall knallte ich auf den Schreibtisch – Nasenbeinbruch.
Beim zweiten Anfall fiel ich auf eine Tischkante - linkes Schlüsselbein gebrochen. Die Neurologische Ambulanz versuchte es nun mit Neurontin und stellte mich mit Haldol ruhig. Wattenebel um mich. Ich dachte nur: Das war`s dann wohl.
Ich kam nach Hause, lag viel. Mein Hausarzt überwies mich an einen prima Neurologen. Er war lieb und freundlich und schaffte das Wunder. Er verordnete mir Maliasin, mit dem Wirkstoff Barbexaclon. Ein Wunder geschah!!!
Wochenlang keine Anfälle, aber die Angst in mir - kommt wieder was, war groß. Ich traute mich nicht allein hinaus. Ich wartete immer, wenn ich etwas einkaufen oder besorgen musste, bis mein Sohn von der Schule heimkam. Er musste mit. Wenn was passiert, könnte er ja sagen was mit mir ist.

Nach vielen Tagen wurde mir aber bewusst, das ich so nicht weiterleben wollte, und auch diesem Kind nicht die Verantwortung für mich auferlegen konnte. Auch meinem Mann oder meiner Mutter konnte ich nicht zumuten immer parat zu stehen, wenn ich etwas außerhalb unserer 4 Wände zu erledigen hatte.
Ich wollte wieder am Leben teilnehmen, bummeln, turnen gehen, mich mit Freunden treffen. Alles was vorher so selbstverständlich gewesen war, hatte ich vorher viel zu wenig zu schätzen gewusst!
Also gab es nur zwei Möglichkeiten. Entweder aus lauter Angst vor neuen Anfällen daheim bleiben, damit es keiner mitkriegt, und immer jemanden aus der Familie zu bitten, mich zu begleiten. ODER- Mich Schritt für Schritt hinauszutrauen, zurück ins Leben. Ich entschied mich für letzteres.
Ich zog mich an, und machte mich mit klopfendem Herzen und einer Menge Angst im Nacken auf den Weg zur Bushaltestelle. Meine guten Maliasin Tabletten hatten mich ja all die Zeit vor neuen Anfällen

bewahrt. Der Bus kam, ich stieg mit großer Angst ein, wir fuhren los. Panik überkam mich, ich stieg an der nächsten Haltestelle aus, musste raus, aber es passierte nichts, kein Anfall, die Panik verschwand. Hurra, ich war eine Haltestelle allein mit dem Bus gefahren, 7 Minuten zurück zum normalen Leben.
Ich ging, bevor ich heimfuhr, in den Lebensmittelladen und besorgte ein paar Dinge. Ganz allein fuhr ich auch dann zurück. Alles in allem war ich eine Dreiviertelstunde unterwegs, die erste Dreiviertelstunde – zurück in ein neues, anderes Leben. Ich war stolz. Als mein Sohn von der Schule heimkam, und ich ihm erzählte das ich allein einkaufen gefahren war, nahm er mich in den Arm und meinte: „Mama, dann stirbst Du ja nicht, kannst Du jetzt wieder alleine auf Dich aufpassen?"

Mein armer kleiner Junge, wieviel Angst muss er gehabt haben. „Hey", meinte ich, „Ich habe nicht vor zu sterben, es wird alles gut!"
Naja, meine Angst davor, draußen umzufallen, auf die Strasse zu kippen ect., habe ich mit der Rigorosmethode abgelegt. Ich sagte mir immer - wenn Du draußen umkippst, bist Du diejenige, die am wenigsten davon mitkriegt. Etwas einfallen lassen müssen sich die Anderen. Ist so!!!!
Umso mehr ich mir im Laufe der Zeit zutraute, umso selbstbewusster wurde ich. Ich habe mit allen Leuten über meine Epilepsie gesprochen, viele wussten recht wenig darüber. So konnte ich vielen Menschen zeigen, dass Epileptiker nicht gaga sind und weggesperrt werden müssen.

Glauben Sie mir, so Aussagen habe ich gehört. Anderen Betroffenen konnte ich mit der Rigorosmethode beibringen, geht raus, wenn was ist, ihr kriegt es nicht mit - smile. Anpacken müssen andere. Ich habe eine Bürgerinitiative gegründet, wir hatten großen Erfolg, ich war sehr aktiv in der Schule unseres Sohnes tätig, sorgte für einen kleinen Skandal im TV wegen eines Pfarrers, der sehr eigenwillige Unterrichtsmethoden hatte.
Aus der panischen Epileptikerin war eine kleine Revoluzzerin geworden, die sich nicht so schnell die Butter vom Brot nehmen lässt. Aktiv mische ich im Karneval mit, halte Büttenreden und freue mich am Leben. Alle sehen, wie normal Epilepsiekranke leben können, wenn sie das richti-

ge Medikament bekommen. Zusätzlich habe ich Kalium, Kalzium und Magnesium genommen und tue es noch, da diese Mineralien einen positiven Einfluss auf Nervenbahnen und Muskel haben.
Doch vor 2 Jahren veränderte sich mein, bzw. unser Familienleben rigoros. Mein Mann erkrankte an Magenkrebs, Radikalentfernung des Magens, Infektion, Aortenriss, Not-OP in letzter Minute. Schon alles sehr schlimm. Aber ich konnte ihm auf dem langen Weg zurück ins Leben helfen. Und ich kann sagen, er war sehr, sehr lang. Nun ist er aber mit Vielem auf meine Hilfe angewiesen. Ich habe es bis jetzt gepackt.
Doch seit 2006 gibt es mein Medikament Maliasin mit Barbexaclon nicht mehr in Deutschland. Bisher konnte ich es auf Privatrezept noch aus der Schweiz oder Österreich über meine Apotheke beziehen. Aber nun gibt es das dort auch nicht mehr, wohl zu billig für die Pharmaindustrie. In den letzten 3 Monaten wird versucht mich auf neue Medis umzustellen.

Ich habe die schlimmsten Nebenwirkungen. Die neuen Medis kosten für Monate 500,- Euro, die Kasse zahlt. Meine alten kosteten nur 50 Euro pro Monat. Tja, das lohnte sich eben nicht. Es gibt viele hunderte Betroffene im Netz, die genauso krasse Umstellungsprobleme haben, mit vielen stehe ich in Verbindung.
Es wurden Petitionen an den Bundestag und das Europaparlament geschickt, Pharmaunternehmen angeschrieben, auch die Firma Abott, die Maliasin vertrieb. Überall nur fadenscheinige Ausreden, eine Neuzulassung wäre zu teuer, ect.. Eine österreichische Apotheke wäre bereit, mit anderen Apotheken Barbexaclon herzustellen, dazu fehlen aber 500 000,- Euro. Tja, nun hoffen wir alle auf irgendein Wunder. Wie es weitergeht, weiß niemand von uns so recht. Es geht ums Geld, nicht um Lebensqualität Betroffener.
Ich hoffe, ein wenig wachrütteln zu können, Mut zu machen, nicht aufzugeben, Vorurteile abzubauen. Und ich werde dafür kämpfen, Barbexaclon irgendwie wieder zu bekommen. Ich, bzw. wir, wollen doch nur wieder normal leben dürfen. In vielen Epileptikern steckt eben auch ein Kämpfer.
Und, um jetzt runterzufahren, werde ich eine halbe Stunde autogenes

Training machen, das ist absolut empfehlenswert. Jeden Tag! Entspannung, Freude, Freunde, positiver Stress und eine MENGE SELBSTVERTRAUEN, sich nicht verstecken und frei über seine Krankheit reden, dann ist Epilepsie eben kein Anfang vom Ende.
Mit freundlichen Grüßen Sylke B.«

Wie eine MOSES Schulung mir geholfen hat, die Krankheit Epilepsie zu verstehen
Kai P., 26 Jahre

»Ich möchte hier von einer Erfahrung berichten, die ich nicht missen möchte. Gerade, wenn man als unbedarfte Person mit der Epilepsie konfrontiert wird, ist es schwer, sich zu orientieren. Ein Autounfall, bei dem ich ein starkes Schleudertrauma erlitt und auch Kopfverletzungen davon trug war der Auslöser für meine ersten Epilepsie-Anfälle vor gut zwei Jahren.
Der Autounfall passierte vor drei Jahren. Ich bin nicht selbst gefahren, sondern war Beifahrer. Mein Freund und ich waren auf dem Weg zu einer Sportveranstaltung, als er auf der nassen Fahrbahn die Kontrolle über das Auto verlor und wir uns mitten auf der Autobahn überschlagen haben. Auch mein Freund erlitt schwere Verletzungen, wir hatten allerdings großes Glück, dass nicht mehr geschehen ist.

Ein Jahr nach dem Unfall überfiel mich ein erster Anfall in der Küche bei meiner Mutter. Ich teile mir mit ihr mein Elternhaus, das ich später auch übernehmen soll. Mein Vater ist vor acht Jahren gestorben, und ich hielt es für richtig, meine Mutter in dieser schweren Zeit nicht alleine zu lassen, und für mich war es in dieser Situation auch das Beste. Dort habe ich eine abgeschlossene Wohnung für mich, aber wir haben sehr oft zusammen gegessen und tun das heute auch noch. Wir waren gerade beim Essen, als ich die Kontrolle über mich verlor, ich schmeckte nichts mehr und saß, wie erstarrt, auf dem Küchenstuhl. Dann kam mir Schaum aus dem Mund, und was dann passiert ist, weiß ich nur von den Erzählungen meiner Mutter. Sie sagte, dass ich wild geschrien hätte, meine Arme und Beine wären schlaff gewesen, und aus meinem

Mund sei viel Flüssigkeit gekommen.
Meine Mutter war selbst zu Tode erschrocken und rief in ihrer Verzweiflung den Notarzt. Der tippte gleich auf einen epileptischen Anfall und die Untersuchungen in der Klinik bestätigten den Verdacht. Es wurde eine fokale Epilepsie diagnostiziert, mit Störungen in der rechten Gehirnhälfte, vermutlich eine Spätfolge des Autounfalls und den damit verbundenen Kopfverletzungen.

In den nächsten Wochen und Monaten kamen die Anfälle sehr unregelmäßig, mal stärker und schwächer ausgeprägt und ich war noch nicht hundertprozentig medikamentös eingestellt, weil ich viele Medikamente einfach nicht vertragen habe.
Meine Ausbildung als Bürokaufmann konnte ich zunächst weiterführen, da meine Chefin informiert war und sie sich kooperativ zeigte.
In mir selbst löste diese „neue" Krankheit sehr viel Unbehagen aus, und ich recherchierte in Büchern und im Internet, und dort fand ich viele „Horrorgeschichten", wie so eine Epilepsie auf Dauer aussehen und was sie auch psychisch mit einem machen kann. Doch so richtig geholfen haben mir diese Informationen nicht. Auch meine Mutter litt von nun an unter der großen Angst, etwas bei mir falsch machen zu können, wenn ich einen Anfall habe.

Die Informationen, die wir von den Ärzten erhalten hatten, waren in erster Linie für den akuten Anfall gedacht, was meine Mutter oder jemand anderes tun kann, wenn er dabei ist. Aber wie es mit dem sozialen Leben und der Psyche weitergehen sollte, das wussten wir nicht. Einen direkten Ansprechpartner konnten wir in unserer Stadt nicht finden, obwohl wir uns bei vielen Stellen erkundigt hatten. Als ich mit meiner Mutter wieder einmal zur Untersuchung bei der Neurologin war, entdeckte ich dann dieses Plakat der MOSES-Schulungen. Diese Schulungen wurden für Menschen mit Epilepsie und deren Angehörige entwickelt, damit sie die Krankheit verstehen und akzeptieren lernen, wissen, wie sie damit umgehen können und wie das Leben insgesamt erleichtert werden kann. Für mich war das ein erster Weg, um endlich mehr über das, was hier mit mir passiert war, zu erfahren. Ich kannte

keine anderen Menschen, die auch an Epilepsie erkrankt waren und eine Art Selbsthilfegruppe war bei uns nicht zu finden. Auch die MOSES-Schulung wurde in einer Nachbarstadt durchgeführt. Aber dieser Weg hat sich für mich gelohnt.
Die Schulung wurde am Wochenende abgehalten, von morgens bis abends waren die Teilnehmer anwesend. Es war eine kleine Gruppe, und ich war sehr überrascht, dass ich sogar Menschen aus einem Nachbarort dort getroffen habe. Wenn ich so im Alltag an ihnen vorbeigegangen wäre, hätte ich niemals vermutet, dass sie auch an Epilepsieanfällen leiden. Allein schon dieses Gefühl, zu wissen, man ist nicht alleine, auch nicht in der unmittelbaren Nähe, hat mir sehr geholfen. Denn ich fühlte mich bis dato schon oft als Sonderling, als einer, der nicht dazugehört. Von meinen Freunden hatte ich mich sehr distanziert, nur mein bester Freund, der damals auch das Auto gefahren ist, wusste davon.
In der kleinen Runde mit neun Teilnehmern ging es eher familiär zu, und jeder konnte „frei Schnauze" reden. Es fiel mir auch nicht schwer, meine Geschichte zu erzählen, und die Fragen, die ich hatte, wurden im Rahmen der Schulung alle beantwortet. Ich erfuhr mehr über die diagnostischen und therapeutischen Maßnahmen, was für mich sehr wichtig war, denn so wurde ich auf die Möglichkeit der Operation bei der fokalen Epilepsie aufmerksam.
Im übernächsten Jahr werde ich mich operieren lassen und bleibe dann vielleicht für immer anfallsfrei.

Aber auch meine Selbstzweifel wurden während der beiden Schulungstage immer weniger. Ich bin genauso viel wert wie alle gesunden Menschen, ich bin weder blöd, noch gestört, noch sonst irgendetwas. Ich bin auch kein Sonderling. All das wurde mir sehr bald nach der Schulung klar.
Besonders interessant war auch das Thema, wie man als Epileptiker bemerkt, dass sich ein Anfall nähert, welche Anzeichen es geben kann und wie man auch einen Anfall abwehren oder sogar im Vorfeld vermeiden kann. Auch anfallsauslösende Faktoren wurden genauer unter die Lupe genommen. Alles konnte an Ort und Stelle zusammen mit den anderen diskutiert werden, das fand ich sehr gut. Denn

die Themenbereiche waren so aufgebaut, dass sie sich an allen Bereichen des täglichen Lebens der Teilnehmer orientierten, das machte die Kommunikation und das Verständnis besonders einfach. Es ist schwer, so eine Schulung zu beschreiben, denn für jeden ist das Gefühl anders. Jeder lernt auf seine Weise und zieht das Beste für sich heraus. Ich kann jedenfalls für mich sagen, dass es eine neue Sicht auf die Krankheit und auch die Zukunft gebracht hat.
Ich habe mich mit den beiden anderen Teilnehmern aus der Schulungsgruppe, die aus meiner Nähe kamen, kurz geschlossen, dass wir uns öfter treffen wollen, um uns auszutauschen. Das haben wir auch gemacht, und so oft es geht, treffen wir uns heute noch. Denn auch das Interesse für andere Erkrankte hilft einem persönlich weiter. Wertvolle Tipps, die eben nur „Insider" kennen, werden weitergegeben. Meine Mutter hat mittlerweile auch schon an einer MOSES Schulung teilgenommen und hat jetzt bedeutend weniger Angst vor ihrer Hilflosigkeit, falls ich wieder einen Anfall erleide. Sie macht ihre Sache aber sehr gut und ist mir auch eine sehr große Hilfe in der schweren Zeit gewesen. Dafür möchte ich ihr herzlich danken.

Die Schulungskosten wurden von der Krankenkasse übernommen, sowohl bei mir als auch bei meiner Mutter. Wir haben dazu, jeder für sich einen Antrag gestellt, der auch relativ schnell bewilligt wurde. Allerdings muss der behandelnde Arzt die Notwendigkeit der Schulung mit einem Attest bestätigen, die Rechnung der Einrichtung oder Praxis, die eine MOSES Schulung durchführt, ist schon vor der Schulung der Krankenkasse vorzulegen.
Wenn man diese „Kleinigkeiten" beachtet, dann steht einer wirklich hilfreichen Schulung zum Thema Epilepsie eigentlich nichts mehr im Wege.
Wozu ich dabei sagen sollte, dass wir bei der AOK versichert sind, wie das bei anderen Krankenkassen aussieht kann ich nicht sagen, aber soweit ich gehört habe, sollen viele Krankenkassen dem guten Beispiel gefolgt sein.
Sich wieder als Mensch zu sehen, der noch viel erreichen kann, auch mit Epilepsie, hat mir die Angst vor der Zukunft genommen. Ich sehe durch

die OP Perspektiven, aber auch, wenn die Anfälle nur noch selten auftreten, bin ich zufrieden und kann damit besser umgehen.
Wenn ich bedenke, dass zwei Schulungstage so viel bewirken können, dann ist es schon faszinierend. Aber ich glaube, man sollte auch offen dafür sein und den ersten Schritt hinaus wagen, wenn Fragen und Probleme auftauchen, denn in der Schulungsrunde waren auch Menschen, die viel älter sind als ich und schon seit Jahrzehnten mit der Epilepsie leben und auch mit ihren offenen Fragen und Ängsten.
Ich glaube, so lange hätte ich das nicht ausgehalten. Und es stellte sich dann auch heraus, dass diese älteren Teilnehmer es sehr bereuten, diese Schulungsmöglichkeit erst so spät wahrgenommen zu haben.«

Einige Erfahrungen mit Ärzten waren ziemlich ärgerlich
Nancy N., 31 Jahre, aus Voerde

»Meine Erfahrungen mit Ärzten, die ich aufgrund meiner Epilepsie in den letzten Jahren aufgesucht habe, sind teilweise so unglaublich, dass ich Ihnen diese mitteilen möchte.
So mancher Konflikt ließ sich dann auch nicht vermeiden, zumal ich bei einigen Dingen ganz sicher war, Recht zu haben. Besonders aufgeregt hat mich damals die Diskussion mit einem Arzt, als ich ihm erklärte, dass ich vorher spüren würde, wenn wieder ein Anfall im Anmarsch sei. Bei mir tritt dann plötzlich ein seltsames flaues Gefühl in der Magengegend auf, und es dauert dann meistens nur einige Minuten, bis der Anfall da ist.

Mein damaliger Arzt glaubte mir meine Beschreibung nicht und behauptete felsenfest, dass es eine Vorankündigung (Aura) nicht gäbe. Niemand wäre in der Lage, einen epileptischen Anfall bereits vorher wahrzunehmen.
Dabei weiß ich mittlerweile, dass ich da gar kein Einzelfall bin. Es gibt einige Betroffene, die auch vor dem Anfall irgendwelche Anzeichen spüren. Ein Bekannter von mir bekommt immer Angstzustände, wenn ein Anfall im Anflug ist. Auch er hatte Diskussionen mit seinem behandelnden Arzt, weil auch dieser es nicht für möglich hielt. Und von einem anderen Betroffenen weiß ich, dass der kurz vor dem Anfall eine Art

Blackout bekommt. Das würde sich anfühlen, als würde ein Schalter im Kopf herumgelegt, denn kurz nach dem Blackout tritt der Anfall auf. Die schlimmste Erfahrung allerdings, die ich je mit einem Arzt gemacht habe war ganz am Anfang meiner Krankheit. Ich war zum Zeitpunkt meiner Diagnose ca. 13 Jahre alt und war mit meiner Mutter bei einem Neurologen gelandet. Anstatt meine Mutter ordentlich aufzuklären, verabreichte er mir damals Medikamente, von denen ich sehr starke Nebenwirkungen bekam.

Anfangs dachten wir, die Nebenwirkungen würden sich mit der Zeit zurückbilden, aber sie blieben. Der Arzt bestand jedoch darauf, dass ich diese Medikamente trotzdem weiter einnehmen sollte, was meiner Mutter sehr missfiel. Sie machte sich große Sorgen, dass ich aufgrund der extremen Müdigkeit das Schuljahr nicht mehr schaffen könnte, denn die blauen Briefe flatterten reihenweise in unseren Briefkasten. So geschah es eines Tages, dass ich die Tabletten absetzte und infolgedessen einen schrecklichen epileptischen Anfall erlitt. Das Ergebnis war, dass ich in ein Krankenhaus eingeliefert wurde, weil ich mich durch den Sturz auf eine Treppenstufe am Kinn verletzt hatte. Mein linkes Auge war blutunterlaufen und schwellte so dick an, als hätte ich einen Boxkampf erlebt. Im Krankenhaus wurde ich auch von einem Neurologen untersucht, sodass meine Mutter die Gelegenheit nutzte, ihn auf das Problem mit den Medikamenten anzusprechen. Als der Neurologe die Geschichte erfuhr, schüttelte er nur mit dem Kopf und sagte etwas von „unverantwortlicher Kollege".

Nach wenigen Tagen bekam ich andere Medikamente, die ich dann problemlos vertrug. Außerdem hatte der Krankenhausaufenthalt dazu geführt, dass wir nun endlich über die Krankheit umfangreich aufgeklärt wurden. Der niedergelassene Neurologe hatte dies bislang versäumt, sodass meine Mutter fatalerweise die Entscheidung getroffen hatte, die Medikamente eigenmächtig abzusetzen. Das wird sicherlich nicht nochmal passieren, denn der Schreck sitzt uns immer noch im Nacken.«

Haarausfall durch Antiepileptika
Jennifer P., 28 Jahre, aus Bonn

»Hallo liebes Autorenteam, die Epilepsie begleitet mich schon viele Jahre, und von Anfang an leide ich sehr unter den Nebenwirkungen der Medikamente. Nachdem in den ersten Jahren sehr häufig die Medikamente gewechselt wurden, weil ich die Nebenwirkungen nicht aushielt, bin ich nun seit ungefähr 2 Jahren auf Topamax eingestellt.

Anfangs nahm ich täglich 100 mg und nach einem Jahr konnte ich auf 50 mg reduzieren. Leider habe ich auch hiervon noch einige Nebenwirkungen, allerdings sind sie nicht so massiv wie bei den anderen Medikamenten. Die hatten nämlich zeitweise für sehr bedrohliche Depressionen gesorgt, sodass ich sie nicht weiter nehmen konnte.

Seitdem ich das Topamax reduzieren konnte, sind einige Nebenwirkungen noch in abgemilderter Form vorhanden. Hauptsächlich ist es der Haarausfall, der mir sehr zu schaffen macht, denn als Frau sind schöne Haare ja doch sehr wichtig, um sich wohlzufühlen.

Da ich von Natur aus mit einer ziemlichen Haarfülle ausgestattet bin, ist mein Haarverlust anderen Personen nicht so stark aufgefallen wie mir. Mittlerweile jedoch kann jeder sehen, der mich von früher kennt, dass ich nicht mal mehr die Hälfte meiner ursprünglichen Haarpracht habe. Mein Arzt weiß leider auch keinen Rat und versucht das Thema mit den Haaren immer zu beschwichtigen, aber das ist ja keine Lösung für mich.«

Seit der Blei-Entgiftung bin ich anfallsfrei

Amelia V., 28 Jahre, aus Berlin

»Liebe Frau Meinhardt, von einer Bekannten habe ich erfahren, dass Sie ein Buch mit Epilepsie-Erfahrungsberichten erstellen. Da ich einen Krankheitsverlauf mit einem sehr positiven Ende erlebt habe, würde ich gerne über meine Erfahrungen berichten. Meine Epilepsie trat erstmalig im Alter von 15 Jahren auf. Ich war gerade in der 9. Klasse und fiel während des Chemieunterrichts plötzlich um. Wir hatten mit mehreren Schülern ein Experiment mit einem Bunsenbrenner gemacht, bei dem wir eine kleine Explosion nachstellen wollten. Das Ergebnis war, dass ich kurz nach dem Aufglühen der Funken Knall auf Fall auf den harten Fliesenboden unseres Chemielabors fiel und mir einen Schneidezahn herausschlug. An einen epileptischen Anfall hatte in diesem Moment noch niemand gedacht, sondern es wurde mit einem pubertären Unwohlsein und Schwindel abgetan.

Doch es dauerte nur wenige Wochen, da passierte es wieder, dass ich ohne Vorankündigung einfach umkippte und mein Bewusstsein verlor. Meine Mutter bestand nun darauf, dass ich zum Arzt gehe, was ich auch ziemlich freiwillig machte. Nachdem mich mein Hausarzt so einige Dinge fragte, überwies er mich an einen Neurologen. Ich wusste damals noch gar nicht, dass es solche Ärzte gibt und hatte demzufolge aber auch keine Vorurteile.

Jedenfalls hatte ich dann ziemlich schnell meine Diagnose in der Hand: Epilepsie. Ich hatte keine Ahnung, was das bedeutete und machte mir dementsprechend wenig Gedanken darüber. So naiv wie ich war, schluckte ich die verordneten Tabletten und ertrug diverse Nebenwirkungen, die mich zeitweise wirklich sehr nervten. Besonders unerträglich fand ich die extreme Müdigkeit, die mich ausbremste, so viele selbstverständliche Dinge zu tun, die man halt in diesem jugendlichen Alter gerne tun möchte. Je länger mein Zustand anhielt, umso mehr machte ich mir dann doch Gedanken über diese Epilepsie. Meine Mutter hatte leider nur sehr wenig Zeit, sich um mich zu kümmern, sie war alleinerziehend und hatte ja nicht nur mich, sondern noch meine beiden nervtötenden kleinen Zwillingsbrüder. Also war ich ziemlich auf mich selbst gestellt in den meisten Dingen, die mein Leben betrafen. Ich merkte ja auch, dass meine Mutter mit der gesamten Situation überfordert war und wollte dann nicht auch noch ständig wegen meiner Epilepsie auf der Matte stehen.

Die damaligen Ärzte waren allerdings auch nicht die größten Unterstützer und hatten nur im Visier, ständig neue Medikamente an mir auszuprobieren. Ich kam mir zeitweise wie ein Versuchskaninchen vor, es war wirklich ziemlich schrecklich. Wenn mir die Ärzte ja wenigsten hätten sagen können, mit dem oder dem Medikament kriegen wir das hin, dann hätte ich ja eine Perspektive gehabt. Aber dieses ewige Ausprobieren, Abwarten, neues Einschleichen, wieder Ausschleichen – es bestimmte viele Jahre lang mein Leben. Die Nebenwirkungen taten ihr Übriges hinzu, sodass ich durch die Medikamente inzwischen mehr als 20 Kilos zuviel hatte. Im Gesicht fanden neue Pickel häufig keinen Platz mehr, weil schon alle freien Hautflächen von anderen Pickeln belegt waren. Die Haare waren so fies fettig, dass ich mir irgendwann angewöhnte, ständig eine Kappe oder Mütze aufzusetzen. Als junges Mädchen, das eigentlich sehr viel Wert auf ihr Äußeres legt, war all das ziemlich fürchterlich.

Mit meinem wenig attraktiven Aussehen hatte ich schließlich auch große Probleme, eine Lehrstelle zu finden. Aus lauter Not heraus entschloss ich mich dann, Bäckereifachangestellte zu werden. Dort hatte ich mit Leuten zu tun und viel Abwechslung, das war ganz gut.
Für die Entwicklung meines Äußeren allerdings war es eine Katastrophe, denn wenn man ständig diese Teilchen, Kuchen und Kekse vor sich hat, dann greift man ja auch immer mal zu, das ist doch klar. Das hatte zur Folge, dass die Nebenwirkungen noch schlimmer wurden und ich sehr häufig Darmprobleme bekam. Außerdem waren die 20 Kilo Übergewicht mittlerweile auf ungefähr 40 angewachsen. Ich war kreuzunglücklich, aber war in dieser Zeit auch sehr hilflos und allein.
Es war ziemlich am Ende meiner Lehrzeit, als eine Stammkundin mich

ansprach. Sie kannte mich nun schon seit über 2 Jahren und hatte meine körperlichen Veränderungen wohl beobachtet. Sie hatte einen günstigen Zeitpunkt abgepasst, als kein anderer Kunde oder eine Kollegin mit im Laden stand und bot mir ihre Hilfe an. Ich war zuerst etwas auf Abwehr, weil ich so was ja gar nicht gewohnt war, dass sich jemand um mich kümmert. Aber was hatte ich schon zu verlieren?

Ich war dick, hässlich und hatte epileptische Anfälle. Im Alter von 18 Jahren stellt man sich das Leben eigentlich schöner vor.

Es stellte sich heraus, dass diese Dame Heilpraktikerin war. Und sie bot mir an, mich mal kostenlos durchzuchecken und zu beraten. Ich konnte mit so was natürlich gar nichts anfangen, ich wusste nicht, was Heilpraktiker machen und ob da wirklich alles mit rechten Dingen zugeht.

Aber ich fand das Angebot meiner Kundin sehr interessant und gut gemeint und wollte es nicht ausschlagen.

Als ich in der nächsten Woche bei ihr aufschlug, fühlte ich mich dann auch wie in einer anderen Welt. Da standen Geräte herum, die hatte ich noch nie in meinem Leben gesehen. Ich fragte sie viele Dinge, aber ich muss zugeben, dass ich die meisten Antworten gar nicht verstand. Um mir keine Blöße zu geben, hakte ich allerdings auch nicht nach.

So kann ich jetzt auch nur teilweise berichten, was am Ende der ganzen Sitzung und einiger ergänzender Laboruntersuchungen herauskam. Sie war zu der Erkenntnis gekommen, dass in meinem Körper zuviel Blei wäre. Dieses Phänomen wäre gar nicht so selten, auch wenn es in der Öffentlichkeit sehr unbekannt sei. Besonders in Berlin käme es häufiger vor und läge daran, dass in vielen Altbauten Bleirohre seien, durch die die Trinkwasserversorgung erfolge. Für mich war all das zunächst ziemlicher Hokuspokus. Wieso sollen da Bleirohre sein, wenn die Menschen dadurch krank werden können? Ich konnte das nicht nachvollziehen. Genauso wenig sah ich einen Zusammenhang mit meinen gesundheitlichen Problemen, und hier allen voran den epileptischen Anfällen.

Ich konnte mir dies alles nicht vorstellen und brauchte erstmal einige Wochen, um dies sacken zu lassen. Leider hatte ich ja niemandem, dem ich mich anvertrauen konnte und musste das mit mir allein ausmachen. Und wäre die Heilpraktikerin nicht so hartnäckig geblieben, hätte ich diese Spur wahrscheinlich auch irgendwann nicht weiter verfolgt. Doch sie sah mich ja öfter in der Bäckerei und nutzte dies ganz geschickt, um mich mit der Zeit doch von der Richtigkeit ihrer Diagnose überzeugen zu können. Hinzu kam dann allerdings noch das Problem, dass man Heilpraktiker ja meistens selbst bezahlen muss. Ich bin nur gesetzlich versichert, und die Krankenkasse will von so was ja gar nichts wissen. Doch dies war für meine Heilpraktikerin ja nichts Neues, und sie konnte meine Bedenken gut nachvollziehen.

Sie machte mir dann sozusagen „ein unwiderstehliches Angebot", das ich nur unschwer ablehnen konnte und für das ich ihr noch heute total dankbar bin. Die Behandlung bei der Heilpraktikerin zog sich über viele Monate hin, und ich wurde sozusagen entgiftet. Sie hat mir bestimmte Präparate besorgt, mit denen das Blei aus dem Körper herausgeholt wurde. Außerdem bestand sie darauf, dass ich das Leitungswasser in unserer Wohnung nicht mehr trinken sollte.

Die gesundheitlichen Verbesserungen ließen zunächst auf sich warten, was mich sehr verunsicherte. Es gab mehrere Phasen, wo ich alles abbrechen wollte. Aber ich hielt durch und wurde am Ende belohnt. Anfangs wurden die epileptischen Anfälle weniger, die Krämpfe schwächten sich ab, und auch mein Gewicht reduzierte sich auffallend. Darüber freute ich mich natürlich ganz besonders.

Die ganze Prozedur dauerte ungefähr 3 lange Jahre, aber je länger die Behandlung lief, umso mehr blühte ich auf. Ich genoss meine Gesundheit und mein neues positives Körpergefühl. Die gelegentlich noch auftretenden epileptischen Anfälle machten mir nicht mehr so viel aus, denn ich merkte ja, dass wir auf dem richtigen Weg waren.
Nach etwa 4 Jahren war ich komplett anfallsfrei und bin es bis heute. Ich finde, dass das eine große Erfolgsgeschichte ist, denn mir ist so, als hätte man mir ein neues Leben geschenkt.«

Epilepsie seit Entdeckung der Weizenallergie verschwunden
Tobias, 29 Jahre, aus Eckernförde

»Hallo liebes Team,
vielleicht ist meine Geschichte etwas ungewöhnlich, aber ich halte sie für andere Epileptiker sehr wichtig, weil ich glaube, dass einigen von ihnen genauso geholfen werden könnte wie mir.
Ich heiße Tobias, bin 29 Jahre alt und bekam meinen ersten epileptischen Anfall mit 23 Jahren in einem Ferienlager. Wir saßen abends beim Lagerfeuer und ließen es uns gut gehen. Wir grillten im Lagerfeuer leckere Sachen und tranken dazu so einige Bierchen. Während wir da in trauter Runde mit allen Jungs und Mädels saßen, kippte ich ohne Vorankündigung zur Seite, nässte mich ein und biss mir so heftig auf die Backe, die auch am nächsten Tag noch weh tat. Mein Bewusstsein kam nach einigen Minuten wieder zurück, und meine Freunde brachten mich sicherheitshalber zu meinem Zelt.

Ab diesem Abend kam es hin und wieder vor, dass ich ohne Grund einfach umfiel, aber dass ich Epilepsie habe, kam erst einige Zeit später heraus. So, wie es bei dieser Krankheit wohl üblich ist, wurde ich sofort auf „Drogen" gesetzt, sprich Antiepileptika gehörten täglich zu meinem Frühstück und Abendbrot. Die Anfälle bekam ich einigermaßen unter Kontrolle, aber so einige Male pro Jahr kam es dann doch wieder dazu, dass ich rote Blitze sah, zur Seite kippte, mich einnässte und mir die eine oder andere Beule zuzog.

Durch einen Zufall kam ich vor knapp 2 Jahren zu einer Heilpraktikerin. Sie machte mehrere etwas merkwürdige Tests, von denen ich überhaupt nichts verstand, und deren Seriösität ich auch ehrlich gesagt damals etwas anzweifelte. Ich habe mir von all diesen Untersuchungen nicht alles merken können, wohl aber, dass sie mir dringend anriet, auf bestimmte Lebensmittel zu verzichten. Am wichtigsten fand sie, dass ich auf Weizenprodukte verzichten sollte, denn darauf würde ich allergisch reagieren. Ich fand diesen Vorschlag alles andere als klasse, weil ich gerne Brötchen, Nudeln und Pizza aß. Außerdem bedeutete das ja auch, dass ich mein geliebtes Bier nicht mehr trinken konnte. Also eine

kleine Welt brach in diesem Moment schon für mich zusammen.
So fiel mir die Umstellung auch nicht wirklich leicht, und so mancher Sündentag war auch dabei. Zunächst konnte ich auch gar keine Veränderungen beobachten, alles schien beim Alten zu bleiben. Auch die Anfälle kamen hin und wieder immer noch um die Ecke, was mich manchmal in echt peinliche Situationen brachte.

Ich wollte aber trotzdem den Versuch weiter verfolgen, den mir die Heilpraktikerin empfohlen hatte und strengte mich wirklich ordentlich mit dem Weizenverzicht an. Ich kann es nicht ganz genau sagen, aber nach ungefähr 7 Monaten meiner Ernährungsumstellung merkte ich, wie sich doch einiges verbesserte. Vielleicht war mir auch die eine oder andere Veränderung bis dahin noch nicht aufgefallen. So waren meine häufigen Bauchschmerzen und Blähungen fast ganz verschwunden.
Und seit etwa eineinhalb Jahren habe ich keinen epileptischen Anfall mehr gehabt, obwohl ich außer der Ernährungsumstellung nichts anders in meinem Leben gemacht habe. Auch an den Medikamenten hatte ich nichts verändert, aber ich würde jetzt gerne ausprobieren, wie sich das anfühlt, wenn ich die Dosierung ausschleiche.«

Notfallbehandlung

Dauert ein epileptischer Anfall länger als 5 Minuten, besteht die Möglichkeit, dass es sich hierbei um den *status epilepticus* (siehe Seite 58) handelt. Dieser Anfall wird nicht von selbst enden und bedarf einer sofortigen notärztlichen Behandlung. Auch eine Anfallserie ist ein Fall für den Notarzt. Diese liegt vor, wenn sich ein Anfall innerhalb einer Stunde mehrfach wiederholt bzw. das Bewusstsein während dieser Anfälle nicht wieder erlangt wird. Diese Serie gilt es medikamentös zu unterbrechen. Ist bekannt, dass der Betroffene zu Staten oder Anfallsserien neigt, sollten Dritte in Erstmaßnahmen geschult werden. Der behandelnde Arzt wird ihnen mitteilen, welches Medikament im Notfall in welcher Dosierung verabreicht werden kann. Auch nach der Gabe des Notfallpräparats sollte sicherheitshalber der Notarzt verständigt werden.

Was wird als Notfallmedikament verabreicht?

In der Regel sind das sogenannte *Benzodiazepine*. Hier gibt es Medikamente wie Lorazepam (Tavor®), Midazolam (Buccolam®), Diazepam (Valium®) oder Clonazepam (Rivotril®). Wie im Folgenden beschrieben, können diese Medikamente durch Dritte verabreicht werden:

Lorazepam: Kann in die Nase getropft werden. Die rasche Wirkung bei Kindern bestätigte eine indische Studie.

Midazolam: kann von Laien in die Wangenschleimhaut gegeben werden. Die Verabreichung dieses Präparats kann derzeit als die einfachste und am besten belegbare Notfallmedikation bezeichnet werden. Buccolam® ist bei Kindern und Jugendlichen unter 18 Jahren verschreibungspflichtig. Fragen Sie auch Ihren Arzt.

Diazepam: Dieses Mediakment wird mittels einer Rektiole oder eines Miniklistirs verabreicht. Es besitzt eine schnell eintretende Wirkung.

Stabile Seitenlage in grafischer Ansicht

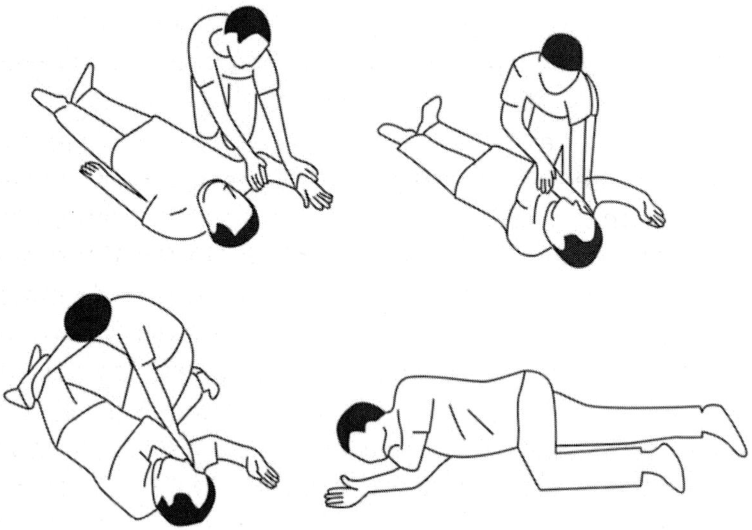

Welche Epilepsie-Medikamente kommen in der Praxis zum Einsatz?

Die medikamentöse Therapie der Epilepsie sollte beginnen, sobald die Diagnose (unter Beachtung der ursächlichen Therapie) gestellt wurde und feststeht, um welche Form der Epilepsie es sich handelt. Auf die zum Einsatz kommenden Antiepileptika möchte ich an dieser Stelle näher eingehen. Einige grundlegende Aspekte sind vor der Einnahme von Relevanz und sollten zuvor auch stets mit dem Arzt ausführlich besprochen werden.

Grundsätzlich wird je nach Form der Epilepsie das jeweilige Medikament individuell eindosiert, bis entweder keine Anfälle mehr auftreten oder bis es zu Nebenwirkungen kommt. Beipackzettel sind dabei stets nur ein Richtwert, von dem nach unten als auch nach oben abgewichen werden kann. Bleibt der Therapieerfolg aus, wird das Medikament durch ein anderes ersetzt. Dabei wird das alte Präparat langsam abdosiert, während es zu einer langsamen Aufdosierung des neuen Medikaments kommt. Sollte die Monotherapie (Behandlung mit 1 Präparat) nicht zum Erfolg führen, kommt eine Kombinationstherapie in Betracht, bei der 2 Medikamente dauerhaft eingenommen werden sollten. Dabei haben sich eine ganze Reihe von Epilepsiemedikamenten etabliert. Selbige haben über Jahre hinweg ihre gute Wirkung unter Beweis gestellt, wenn auch mit einzelnen Nachteilen für Betroffene. Denn nicht jeder an Epilepsie Erkrankte verträgt jedes Mittel gleich gut, vor allem dann nicht, wenn nebenher noch andere Medikamente eingenommen werden müssen. Frauen sollten wissen, dass unter der Gabe der alten „Klassiker" die Wirksamkeit der Anti-Baby-Pille beeinträchtigt sein könnte.

Aus diesem Grund werden diese nur verabreicht, wenn die Medikamente der neueren Generation keinen zufriedenstellenden Erfolg zeigen. Seit den 60er/70er Jahren kamen neue Medikamente auf den Markt, die bei vielen Formen der Epilepsie erfolgreich zum Einsatz kamen und besser vertragen wurden als die alten Präparate. Hierzu zählen z.B. *Carbamazepin* (Tegretal®, Timonil®, Finlepsin®),

und *Valproat/Valproinsäure* (z.B. Ergenyl®, Orfiril®, Convulex®).
Bei Carbamazipin und Valproat/Valproinsäure ist jedoch zu beachten, dass es zu Wechselwirkungen mit anderen Medikamenten und den Hormonen kommen kann (Beeinträchtigung der Wirksamkeit der Anti-Baby-Pille). Insbesondere Valproinsäure sollte bei Frauen im gebärfähigen Alter nicht das Mittel der Wahl sein, da es zu Fruchtschädigungen im Falle einer Schwangerschaft führen kann.

Einige Epilepsie-Medikamente wirken nur bei bestimmten Formen der Epilepsie im Kindes- und Jugendalter. Zu dieser Medikamenten-Gruppe zählen die *Succinimide* wie beispielsweise Suxilep®, Pyknolepsin®, Petnidan® oder Suxinution®. Auch *Brom* und *Sultiam* kommen hier zur Anwendung. Auch relativ neue Präparate sind auf dem Markt: Viagabatrin (Sabril®), Stiripentol (Diacomid®) und Rufinamid (Inovelon®).

Die „Neuen“

Seit den 1980er Jahren bekamen viele neue Epilepsie-Medikamente Zulassungen, die gegenüber den „Allroundern“ dahingehend Vorteile bieten, dass sie eine bessere Langzeitverträglichkeit haben. Dadurch haben sie deutlich weniger Wechselwirkungen mit anderen Medikamenten, was natürlich bei der Alters-Epilepsie nicht unbedeutend sein dürfte, obwohl die Wirkung der Anti-Baby-Pille beeinträchtigt sein kann.
Zu den „Neuen“ zählen

-Gabrapentin (Neurontin®)
-Eslicarbazepin (Zebenix®)
-Lamotrigin (Lamictal®)
-Lacosamid (Vimpat®)
-Levetiracetan (Keppra®)
-Pregabalin (Lyrica®)
-Oxcarbazepin (Trileptal®)
-Perampanel (Fycompa®)

-Retigabin (Trobalt®)
-Tiagabin (Gabitril®)
-Topiramat (Topamax®) oder
-Zonisamid (Zonegran®)

Was sind Generika?

Generika sind Medikamente, die für Patienten verfügbar gemacht werden, wenn ein Patent auf einen bestimmten Wirkstoff ausgelaufen ist. In der Regel sind diese kostengünstiger als die Originalmedikamente, enthalten aber den gleichen Wirkstoff wie selbiges. Ein Wechsel von einem zum anderen Präparat ohne schwerwiegenden Grund, wie beispielsweise einem ablaufenden Patent oder einem nicht zufriedenstellenden Behandlungserfolg, sollte jedoch vermieden werden.

(Quelle: http://www.epilepsie-vereinigung.de/wp-content/uploads/2013/09/Medikament%C3%B6se-Behandlung-%C2%AD-%C3%9Cbersicht-und-Notfallbehandlung.pdf)

Hinweise für den Leser:

Alle Angaben in diesem Buch wurden nach bestem Wissen und mit größter Sorgfalt erstellt. Die Angaben und Empfehlungen erfolgen ohne Verpflichtung oder Garantie des Autors. Er und der Verlag übernehmen keine Verantwortung und Haftung für Personen-, Sach- und Vermögensschäden aus der Anwendung der hier erteilten Ratschläge. Dieses Buch hat nicht die Absicht und erweckt nicht den Anspruch, eine ärztliche Behandlung zu ersetzen. Ausdrücklich wird empfohlen, eine medizinische Diagnose vom Therapeuten einzuholen und eine entsprechende Therapiebegleitung durchzuführen. Einige der vorgestellten Maßnahmen weichen von der gängigen medizinischen Lehrmeinung ab, und resultieren aus der Erfahrungsheilkunde. Eine medizinische Anwendung von Cannabis ist in Deutschland in Ausnahmefällen erlaubt. Dies können Erkrankungen wie Krebs, MS und andere chronische Erkrankungen sein. Beachten Sie hierzu die aktuellen Gesetzesgrundlagen und fragen Sie Ihren behandelnden Arzt oder Apotheker. Es wird ausdrücklich darauf hingewiesen, dass mit diesem Buch keine erfüllbaren Hoffnungen erweckt werden, die eventuelle Heilerfolge erwarten lassen können. Werden Personenbezeichnungen aus Gründen der besseren Lesbarkeit lediglich in der männlichen oder weiblichen Form verwendet, so schließt dies das jeweils andere Geschlecht mit ein. Die in diesem Buch zusammengestellten Adressen erheben keinen Anspruch auf Vollständigkeit. Sie wurden nach bestem Wissen und Gewissen erstellt. Die Angaben gelten vorbehaltlich jeglicher Änderungen.
Die abgebildeten Personen auf dem Umschlag dieses Buches sind Modelle und dienen ausschließlich zum optischen Zwecke der Gestaltung und sind weder Betroffene noch Angehörige.